# 胡玲香针灸临床经验十八讲

主编·唐勇

主审·胡玲香

上海科学技术出版社

# 内 容 提 要

　　本书由四川省胡玲香传承中医药研究中心整理，是对四川省名中医胡玲香老师 50 余年针灸临床经验的梳理与总结。内容包括经络腧穴、治法治则、针法和疾病辨治方面 18 个专题。本书着重反映胡玲香老师的学术思想：以"扶正调神"为原则，结合子午流注针法，通过调理后天脾胃经、先天肾经及补益气血的腧穴以扶正；应用 17 鬼穴、四关穴、五心穴、鬼哭穴及膀胱经第 2 侧线腧穴来调理情志；强调辨病与辨证相结合；通任督、调五脏六腑经气治疗痿证；应用夹脊穴、神阙穴、调跷脉等方法来治疗慢性疾病、重症及妇科疾病等。胡玲香老师的针灸学术思想既有对历史经典文献的理论学习与继承，也有基于现代医学研究成果对针灸临床的应用指导与开拓创新。本书可供中医针灸临床医师、中医院校师生以及中医爱好者参阅。

**图书在版编目（CIP）数据**

胡玲香针灸临床经验十八讲 / 唐勇主编. -- 上海：
上海科学技术出版社，2025. 1. -- ISBN 978-7-5478
-6919-2
　　Ⅰ. R246
中国国家版本馆CIP数据核字第2024NS6881号

**胡玲香针灸临床经验十八讲**

主　编　唐　勇
主　审　胡玲香

上海世纪出版(集团)有限公司
上海科学技术出版社　出版、发行
（上海市闵行区号景路 159 弄 A 座 9F-10F）
邮政编码 201101　　www.sstp.cn
常熟高专印刷有限公司印刷
开本 787×1092　1/16　印张 11.75
字数 120 千字
2025 年 1 月第 1 版　2025 年 1 月第 1 次印刷
ISBN 978-7-5478-6919-2/R·3156
定价：78.00 元

# 编委会名单

## 主编

唐　勇

## 主审

胡玲香

## 编者

曾国强　邓赛男　冯晓茜　符　佳

黄史乐　黄银兰　唐　倩　吴　菲

薛　斌　易伟民　张彩荣　张春霞

# 编写说明

　　本书是对四川省名中医胡玲香老师 50 余年针灸临床经验的梳理与总结。经络腧穴方面，重点介绍胡玲香老师临床常用的神阙穴、夹脊穴、水热穴、五输穴和跷脉等，这也是精选出的胡玲香老师临床疗效显著而稳定的经验处方。治法治则方面主要介绍衡法治瘀针法及其临床应用，这也是胡玲香老师活血化瘀针法的核心思想及治疗原则。针法方面介绍胡玲香老师对子午流注针法的临床运用经验，梳理了子午流注理论及其推衍方法，以期为临床提供更为法简效佳的治疗思路和方法。疾病辨治方面选取情志疾病、痿证、痹证等临床确有疗效的 11 种疾病，详细介绍了胡玲香老师对这些疾病的认识和临床治疗经验、医案，这是胡玲香老师临床治疗的集大成的体现。

　　本书在编写过程中着墨于系统，深入体现胡玲香老师的学术思想及临床诊疗思路，以期能对学习继承者有切实的指导意义。在本书的编写过程中，胡玲香老师不顾年事高、身体病痛等困难，亲临指导，为本书提供丰富、翔实的资料，并认真审核每一章节。同时也感谢四川省胡玲香传承中医药研究中心的所有同仁，为弘扬、发展名老中医的学术思想、提升临床疗效作出的贡献和努力！

　　胡玲香老师的针灸学术思想既有对历史经典文献的理论学习与继承，也有基于现代医学研究成果对针灸临床的应用指导与开拓创新。希望本书能对中医针灸临床医师、中医院校师生以及中医爱好者有一些启发和指导意义。

编　者

2024 年 8 月

# 医家小传

胡玲香，女，1944 年生，四川乐山人，中共党员。四川省名中医、四川省老中医药专家学术经验继承指导老师，成都中医药大学附属医院主任医师、三级教授、硕士研究生导师。1965 年就读于成都中医药大学医疗系本科中医学专业，1970 年正式在成都中医药大学附属医院针灸科从事针灸临床、科研和教学工作，师从李仲愚、杨介宾、关吉多、余仲权等中医大家。先后担任四川省针灸学会理事、临床针灸专业委员会委员和秘书、《皮内针疗法技术操作规范》国家标准论证委员会委员、《国家标准——电针疗法技术操作规范》征询专家、《口唇针疗法技术操作规范》国家标准起草工作征询专家、成都医学会医疗事故鉴定库成员等职。

胡玲香在中医针灸临床医疗第一线工作 50 余年，坚持数十年如一日为患者精心治疗，有良好的医德医风和精湛的医术。临床上强调针药合用，注重针刺手法，善用古典针法，如烧山火、透天凉、苍龟探穴、扬刺等手法，并摸索出了一套针灸常见病和疑难杂症的诊疗规范，疗效显著。年平均门诊量 12 000 人次以上，其中 35% 以上是外地患者，深受好评。

胡玲香在学术上融古贯今，提出自己的学术思想：以"扶正调神"为原则，结合子午流注针法，通过调理后天脾胃经、先天肾经及补益气血的腧穴以扶正；应用 17 鬼穴、四关穴、五心穴、鬼哭穴及膀胱经第 2 侧线腧穴来调理情志；强调辨病与辨证相结合；通任督、调五脏六腑经气治疗痿证；应用夹脊穴、神阙穴、调跷脉等方法来治疗慢性疾病、重症及妇科疾病等。主持健脾益气祛痰法对肥胖鼠黏膜 TLRS 的良性调控机制研究、针灸治疗贝尔面瘫系统分析及临床 RCT 研究、针灸推拿治疗椎动脉型颈椎病的规范化及疗效研究等科研项目，获得中华中医药学会科学技术奖二等奖 1 项，四川省科技进步奖二等奖 2 项。在国家以及部省级期刊上发表论文 80 余篇。

为表彰胡玲香对中医学术事业发展做出的贡献，2002 年被四川省中医药管理局确定为"四川省第二批老中医药专家学术经验继承指导老师"，2003 年被四川省人民政府授予"四川省名中医"荣誉称号。

胡玲香矢志岐黄，勇攀高峰，致力于传承精华，守正创新，为中医针灸学术发展穷尽毕生精力。她仁心仁术，普世济人，视患者如亲人，急病患所急，痛病患所痛，医德医术得到患者的高度认可。她甘为人梯，勤勉后学，总是毫无保留、尽己所长教导学生，培养老中医学术继承人 3 人，常年带教国内进修生、外籍留学生，培养硕士研究生 35 人，多次获得成都中医药大学研究生工作成绩突出的"华神基金奖"。曾先后 12 次受邀到德国、奥地利、瑞士、马来西亚等欧洲及东南亚国家进行学术交流，为传播中医药文化做出积极贡献，2006 年获得成都中医药大学对外合作与教育"先进个人"。

胡玲香作为一名中共党员，始终践行"为人民服务"的宗旨。正如她所说，能够进入大学读书，要感谢我的母亲，让我有了读书的机会。能够有今天的成绩，要感谢我的母校成都中医药大学和附属医院，让我能够师从李仲愚、杨介宾、关吉多、余仲权教授等中医大家，专研《素问》《灵枢》《难经》《针灸甲乙经》《针灸大成》等经典著作，同时致力于临床实践，理论联系实际，不断提高。中医针灸既要继承，也要发展，我们任重道远。

# 目　录

# 第一讲

神阙穴的临床应用

　　神阙穴在胡玲香老师的日常治疗中，被大量运用，尤其是在起沉疴、培元气以及治疗疑难杂症方面。操作手法除了常规的艾灸法外，主要强调对神阙穴的罐法操作，通过疏调人体上下之气，达到涤荡经络、振奋阳气、驱邪外出、培元固本的功效。

# 一、穴 位 特 点

## （一）源流

　　神阙穴有着重要的生理功能及治疗作用，备受历代医家的重视。在现存的中医古籍中，从长沙马王堆汉墓出土的战国时期《五十二病方》帛书中，便有早期关于"治齐"的记载。神阙穴的出处可以追溯至《黄帝内经》，在《素问·气穴论篇》中黄帝拜请岐伯讲授穴位，愿其"溢志尽言其处，令解其意"。在岐伯向黄帝悉数讲解了人身三百六十五穴会和溪谷之会后，黄帝再次道"今日发蒙解惑，藏之金匮，不敢复出。乃藏之金兰之室，署曰'气穴所在'"，足可见该篇内容的重要性。神阙穴的定位便首出于该篇，时称"齐一穴"，又云："上纪者，胃脘也，下纪者，关元也。"纪，乃纲纪、法度的意思。神阙穴位于上、下纪之间，作为先天之结蒂、元气之居所，其总摄气海、通调百脉、疏通上下的作用不言而喻。《针灸甲乙经》称神阙穴为"脐中"，在其他的古籍里面亦有"脐孔""气合""维会""命蒂"等别名，穴位的正式命名则见于《外台秘要》卷第三十九："脐中，神阙穴也，一名气舍，灸三壮。"

## （二）作用机制

　　在生命孕育之初，脐带为胎儿的气血通行要道。婴儿从母体出来后，先天之通道被截断；神阙穴形成，父母给予的精气便被储存于后天这小小的气舍。《景岳全书》写道："不观人之初生，生由脐带，脐接丹田，是为气海，即命门也……此虽至阴之地，而实元阳之宅。"神阙穴为任脉的第8个穴位，虽位于阴脉之海上，却在阴中蕴有一真阳。在八卦中，此象与坎卦相应，方位为北；在人体，神阙穴亦位于五脏六腑下方，立于至阴之地，应水之象。《周易》有云"天一生水"，《老子》亦云"道生一，一生二，二生三，三生万物"，水为万物之载体，生命之源泉。朱元育在《周易参同契阐幽》中道"水火二炁，互藏其根"，坎卦的中爻是阳爻，为"乾中一阳，走入坤宫成坎，坎中有太阳真火"，可见在"神阙系统"中蕴有人体之元阳，前人之述备矣！众所周知，阳气是人体各种生理活动的能量之源，元阳来源于先天父母所赐，每个人的元阳多少不一，禀赋各异，故生而精神、形体和性格都不尽相同。阳气旺则精气充，精气充则神明，神明则动作利，人类的一切活动，包括视、嗅、听、语等，均需要阳气的支撑而为用，神阙穴兼为神舍及连接元阳之府的通路，在该穴行针灸手法治疗，足可起到固培和刺激、调动元阳的作用，对于证属阳虚的一类疾病具有良好的临床疗效。同时，神阙穴通过经脉交错分别与冲、督、心、肝、脾、胃等多经多脏发生着密切的联系。《灵枢·经脉》云："胃足阳明之脉其直者……下夹脐。"《灵枢·经筋》曰："足太阴之筋……上腹结于脐。""手少阴之筋……循贲，下系于脐。"《灵枢·营气》曰："营气之道……络阴器，上过毛中，入脐中。"《素问·骨空论》曰："督脉者……其少腹直上者，贯脐中央。"《难经·二十八难》曰："冲脉者，起于气冲，并足阳明之经，夹脐上行，至胸中而散也。"通过营气的周流和手足经气的交接，神阙与全身百脉、形骸孔窍之间均产生了密不可分的关联，尤其是冲、任、督为一元三歧，经气相通，联络十二经脉、五脏六腑。故神阙穴可作为经络之总枢、经气之会海，具有把控人体气机之总功，能综合调控全身上下。胡老师特别强调，神阙穴具有快速调节气机的特效，对于气逆、气乱之类的疾病，如哮喘、腹泻、出疹等，均具有明显减缓病情的治疗作用。

"神"，指人之元神。"阙"，宫阙，又有"空"的意思。顾名思义，神阙者神之所舍其中也。该穴蕴含有肾气、元气、生命力，是神气通行出入的门户，为五脏六腑之根本。同时，人身五志乃分别为五脏之"神"：心为君主之官，神明出焉，神入肝则生"魂"，入脾则蕴"魄"，入肺则蓄"意"，藏肾则化"志"，故五脏之神虽叫法各异，但总归由"元神"统一调摄。西医学认为，人体的一切组织器官都是由胚胎干细胞分化而来，它是一类具有无限自我更新能力的细胞。而中医学所述的"元神"来自先天，"两精相搏谓之神"，有荣养脏腑、溢精充气于四肢百骸、纠正机体偏态、激发自愈力的作用，类似于干细胞的功能。神阙为元神所居之宫殿，故而人体一切与"神"相关的疾病，诸如情志疾病、神经系统疾病、心理疾病、亚健康状态，以及其他疾病伴随情志问题的，均可以通过神阙穴进行治疗。

《北溪字义》中讲道："大抵神之为言伸也，伸是气之方长者也……气也者，神之盛也。"可见，神和气是密不可分的，两者同出而异现，一者为本，一者为用。故调神必然能促使逆乱之气机行于常道，纠正身体的偏态使其逐渐归于阴阳平衡的状态。反之，行气亦是调神的不二方法，两种治疗手段相辅相成。前文说到，神阙穴为神舍，同时对气机的运行具有明显的调控作用，故其对全身经络脏腑的生理功能有着重要影响；在治疗疾病方面，可荣养并激发元神，同时使逆乱之气机迅速归于常道，有效起到培元固本、回阳救逆之作用。

西医学观点认为，在胚胎发育过程中，脐为腹壁最后闭合处，其表皮角质层最薄，皮下无脂肪组织，在脐纤维环周围有脐周静脉丛形成，脐深部腹腔内是大网膜、小肠，由于脐部无脂肪组织，皮肤、筋膜和腹膜直接相连，屏障功能较弱，药力容易迅速由外达内，故无论是药物治疗还是其他疗法都容易透过脐部迅速作用于气血而通达全身。

# 二、操 作 方 式

### 1. 罐法

古代医家几乎都对神阙穴主张禁针，以典籍为证，其穴位运用多以灸法、敷贴为主，拔罐之法亦较少运用。但胡老师认为无论何种气机阻滞或逆乱，或久郁久滞而出现血瘀，乃至产生有形的结节及包块，均可在神阙穴施以闪罐治疗。在元气之舍和气机的重要通道上加以一松一紧的气压变化来涤荡腹部，犹如波浪冲击之后浪推前浪，给瘀滞的经气一个物理上的振动和唤醒，从而振奋营气周流，使阻滞之气机不断向前推进，最终达到行气畅达、祛瘀散结的目的。王弼在《道德经注》里提道："气无所不入，水无所不经。虚无柔弱，无所不通。"在祛瘀散结的层面，我们虽然看不到一个快速直观的变化，但从古人有关气血津液对人体作用方面的理解以及长期的医疗实践上来看，行气确具有消癥散结的功效。在神阙穴施术亦可刺激相关经络，恢复脏腑气血，重塑机体阴平阳秘的状态，达到治疗疾病的目的。

操作方法：嘱患者仰卧，选用中号玻璃火罐，用闪火法在神阙穴上进行闪罐操作。以中等吸附力每分钟闪罐30次，扣罐时，控制吸力令神阙穴周围皮肤略隆起，皮色微潮红，然后依附前臂的力量及抖腕的寸劲迅速将罐体倾斜拔起，伴随启罐可闻见干脆、明亮的"嘭"声，但严禁大吸力拔罐。体弱久病者应于闪罐过程中适当小吸力留罐，并相应缩短罐法治疗时间。治疗过程中，罐口烧烫后应及时更换火罐，闪罐至局部皮肤潮红、充血为度，或以临床症状减轻为度，治疗时间控制在5~30分钟，视病情轻重随症而定。

注意事项：闪罐时应控制好火力，避免吸附力过大造成局部不适或皮肤损害，操作过程中需要严格注意火罐温度，避免灼伤皮肤。若在治疗过程中，患者有任何不适，均应立刻停止操作。孕妇忌用，婴幼儿及老弱者慎用。

罐法总体属于泻法范畴，临床上一般用于实证为主，也可用于虚实夹杂证驱邪外出阶段，或者虚证。后两者需注意罐法操作的力度及时间，尤其是用于虚证，其作用仅为激活脏腑功能、刺激经气运行，要严格使用轻手法，控制时间。

2. 灸法

神阙穴灸法运用历史悠久，因该穴本身具有强身健体的作用，纵观古今，许多医案用其来达到培补元阳、养生延年的目的。历代医家也多擅长在神阙穴使用灸法或填药疗法来治疗各类虚寒性疾病，涉及现代消化系统、呼吸系统、免疫系统、生殖系统、神经系统及儿科等疾病，效果显著。而神气不足的疾病如淡漠、抑郁、痴呆等，或是神志过亢的病证如癫痫、失眠、狂躁之类，再或是诸如精神分裂症一类神志错乱性的疾病，均可通过神阙穴调神行气而进行整体治疗。除此之外，神阙穴艾灸在养生方面也有重要作用，通过在穴位上微通、微温，可达补气养精、却病延年的目的。

操作方法：患者侧卧或仰卧，依据辨证选用艾条悬灸、艾炷灸、盒灸、隔物灸等常规灸法，以中等火力为度，艾灸时间为 20 ~ 30 分钟，令患者感到持续舒适的温热，治疗过程中随时注意火力大小，及时调整时间和距离，以免治疗无效或烫伤。

注意事项：神阙穴不采用瘢痕灸，避免引发感染。灸法着眼于缓补，不宜操之过急一味增加艾灸温度或时间，以免灼伤。一般情况下，儿童不用明火灸，年老体弱者可适当缩短治疗时长，以长期、适宜为度。急性病和实证宜重灸，虚证和慢性病缓灸为宜。

# 三、临 床 治 验

## （一）哮喘急性期

临床表现　呼吸困难，咳嗽，喉间痰鸣，胸闷，甚则张口抬肩，鼻翼翕动，不能平卧，严重者可致喘脱之危重证候。

病机　肺气不宣，肾不纳气。证属上实下虚。

治法　神阙穴常规闪罐法，注意留罐时间；肺经俞、募穴刺络拔罐，肾经俞、募穴行火罐法；肺、肾原穴以针刺补泻随调；随证加减配穴。

分析　（1）神阙穴闪罐与留罐相结合：哮喘急性期为病情发作之时，最为严重的症状就是突然缺氧。本着急者治其标的原则，要尽快使痉挛的支气管松解，让空气能够通畅、自由地进出气道，缓解缺氧症状。中医学认为，本病由各种外邪导致肺失宣降、肺气上逆、肾不纳气，须尽快通肃肺气，令清者升、浊者降，则喘自平。神阙穴为先天元气之居所，五脏六腑经气之会海，胡老师认为在气的源头施以闪罐，犹如于大海之底掀起涌波，于滞涩之处振山荡岳，利用闪罐法所特有的、连续的一张一弛、一松一紧的震荡作用，激发体内元气，推动经气周流，使滞涩之处松动，逆乱之气归元，则经气依照自身的运行规律顺势而行、借助罐力突破瘀滞，令肺气宣降如常，症状平复可期。同时，患者在病情发作期痛苦异常，有窒息感，自然伴随有明显的紧张、恐惧等情志障碍，使用神阙穴闪罐，一则从根本上调神，令五脏之神各归其位，防止失神；二则通过动态的闪罐，伴随启罐时节律性声响，转移患者注意力，从心理方面给予疏导，避免患者将注意力持续放在焦虑病情上面，亦可增强疗效。一般在该穴闪罐操作5～10分钟即可见效，中间间断留罐，病情较重者延长至15分钟，至症状基本缓解。神阙穴闪罐结束后，参以辨证论治，若属于肝气郁结型，可在肝经期门等具疏肝理气作用的穴位再行手法，加强疗效。

（2）俞募配穴法：这是针灸临床上常用的治疗方法，是《灵枢》中"偶刺"的代表配穴法。背俞穴是五脏六腑之气输注于腰背部的穴位，募穴是脏腑之气汇聚于胸腹部的穴位，与相应的脏腑接近，最能反映脏腑功能的盛衰。《灵枢·五邪》就提出用"俞募配穴"理论来治疗肺系疾病。在哮喘急性期，采用背俞穴和募穴交替使用的方式，第1日选用肺、肾背俞穴，该病病机为本虚标实，肺俞穴使用七星针叩刺至局部皮肤有出血点，然后留罐。此方法从近期作用来看属于泻法范畴，直接打开腠理毛孔，祛邪外出，缓解症状。而从远期作用来看，实则为补宜法，叩刺虽使毛细血管破裂造成局部表皮轻度瘀血，但人体对皮下微量血红蛋白沉积物的吸收过程则是一个良性刺激。肾俞穴仅使用火罐法以激发经气，不用泻法。治疗第2日换用两经的募穴中府及京门，操作方法同背俞穴，泻肺实，补肾虚。

（3）针刺肺、肾经原：原穴乃脏腑原气经过和留止的部位，反映内在脏腑的气血盛衰，通过原穴也可以调理所属脏腑的病变。肺、肾经皆以输为原，太渊穴用针刺泻法，太溪穴用补法，以降气肃肺、温肾纳气。

（4）辨证选穴：选择肺经经穴经渠、合穴尺泽为主穴。经主寒热喘咳，合主逆气而泄。经渠、尺泽穴可最大程度缓解患者的气喘症状。其余配穴随证加减。

以上四法，依次使用。在操作过程中，应注意观察患者病情变化情况。因本病属于标实本虚证，如果哮喘症状迅速缓解，则中病即止，上述四法不必全部使用，以免过度虚耗正气。

● **案1** 曾某，男，45岁。1998年10月12日初诊。

主诉：喘息2日。

现病史：典型哮喘症状发作已逾3年，每次予氨茶碱、沙丁胺醇气雾剂、糖皮质激素等治疗能短时缓解，但很快又再度发作，严重程度一次甚于一次。本次症见呼吸短促，喉部痰鸣，面色晦暗，体胖舌大，苔淡白腻，脉滑。

诊断：哮喘（急性期）。

辨证：肺、脾、肾气虚为本，痰浊阻滞致肺气上逆为标。

针灸处方：神阙、太渊、太溪、丰隆、支沟、复溜。

治疗经过：予神阙穴闪罐与留罐交替法，每次留罐3~5分钟，直至局部皮肤潮红充血为度，经治20分钟后患者喘息渐平。次日复诊，稍感气紧，无喉间痰鸣，同样给予神阙穴闪罐与留罐治疗，加针刺太渊、太溪、丰隆、支沟、复溜，如此治疗10次，显效。随访1年未发。

按 神阙穴本身具有强大的培元固本功效，通行三焦之气，通过闪罐能显著改善气血瘀阻状况，使上逆之气机和顺下行。太渊、太溪以扶正，丰隆、支沟、复溜以祛痰湿，标本兼顾，故能起效。

● **案2** 张某，男，50岁。2005年11月26日初诊。

主诉：哮喘反复发作2年，加重15日。

现病史：患哮喘2年，间断性发作，发作时每予氨茶碱、沙丁胺醇气雾剂、糖皮质类激素等治疗后能短时缓解，后遇外感或天气变化等原因又再度发作，症状逐渐加重。就诊时症见呼吸急促，喉间痰鸣，张口抬肩，不能平卧，面色晦暗，舌淡苔白腻，质胖嫩，脉滑。

诊断：喘证。

辨证：痰浊阻滞气道，肾纳气功能失调。

针灸处方：神阙、肺俞、中府、太渊、太溪、肾俞、京门、丰隆、支沟。

治疗经过：以神阙穴闪罐法为主，配以肺俞、中府叩刺至皮肤局部微出血为度，针刺太渊、太溪。因患者年龄较大，闪罐时适当留罐。操作约15分钟后，患者呼吸急促的症状明显缓解，治疗20分钟后喘息基本停止。次日复诊时稍感气紧，神阙穴闪罐5分钟后气紧消失，肾俞、京门拔罐后针刺，再配以针刺丰隆、支沟，治疗 11 次后痊愈。随访 1 年未复发。

**按**　本案患者以气虚为主，痰浊为标。故用神阙穴闪罐以迅速缓解阻滞之痰浊，通利气道，使经脉畅通。太渊、太溪为两脏原穴，调两脏原气。肺经俞、募穴叩刺以泻肺实，肾经俞、募穴拔罐后针刺先泻其邪气，后调理脏腑，以补肾纳气。丰隆、支沟加强祛痰湿作用。

● **案3**　李某，男，50 岁。1991 年 1 月 5 日初诊。

**主诉：**患支气管哮喘已逾 28 年，1 日前又发作。

**现病史：**约 28 年前受凉后出现头重头痛，喷嚏，全身酸软乏力，咳嗽，予西药（具体药名不详）治疗后病情好转，然于第 4 日突发喉中哮鸣，呼吸急促，予静脉缓慢注射 5% 葡萄糖 40 mL 合地塞米松 10 mg、氨茶碱 0.25 g，5 分钟后病情缓解，续服氨茶碱每次 0.1 g，1 日 3 次，4 日后症状消失。但自此以后，若遇气候剧烈变化或劳累过度后即出现类似症状，均予静脉注射并口服上述药物后病情可得以缓解。近 10 年来，自觉身体状况变差，发作次数日渐趋频，每月 1~2 次（以前每年发作 3~4 次），且程度亦日趋严重，每需住院予以吸氧、平喘、激素等治疗 1 周后方可缓解。1 日前因其外出遇大风而致哮喘发作，经人介绍，到我处求治于针灸。刻诊：患者矮胖身材，精神萎靡，神清查体合作，面色虚浮㿠白，下睑水肿，喉中哮鸣，肺部听诊哮鸣音+++，呼吸急促，微咳，痰多，呈泡沫状，平素怕冷，腰膝酸软，头晕耳鸣，食欲不振，夜尿量多，常自汗出，易感冒，脉滑，舌胖苔白滑。

**诊断：**哮喘。

**辨证：**痰湿阻肺，肺失宣降，肺脾肾三脏俱虚，以肺肾为主。

**针灸处方：**神阙、中府、太渊、太溪、颈百劳、定喘、肺俞等。

**治疗经过：**神阙穴拔罐，中府刺络拔罐，针刺太渊、太溪，行捻转泻法。约 5 分钟后患者气紧症状好转，治疗约 20 分钟后，气紧、喉中哮鸣显著好转，肺部听诊哮鸣音++，30 分钟治疗结束时，患者诉其近 3 年来从未有过如此舒适的感觉。治疗 1 周后，改作缓解期治疗方法，颈百劳、定喘、肺俞、脾俞、关元、足三里等强壮穴交替选用行麦粒灸，留灸疮。每周治疗 2~3 次，20 余次后改为每周治疗 1 次，3 个月为 1 个疗程，疗程间休息 1 个月。连续治疗 3 个疗程后，患者临床治愈。

**按**　遵循"急则治其标，缓则治其本"的原则，首先畅通气道、祛痰平喘为第一要务，因患者久病体弱，故神阙宜用留罐法，通调肺肾之气。同时，患者久病，易在发病前及急性发作期产生明显焦虑、抑郁等情志障碍，而使疾病恶化。通过神阙穴的调神作用，可缓解患者的负面情绪，令气喘快速平复。肺肾二经原穴先泻其实，开门逐寇。治疗 1 周后改用培本固原法，以大补元气。膀胱经背部强壮穴交替麦粒灸，患者虽体质不佳，但对针灸的耐受能力较强，故灸后留灸疮，使艾灸之力直达脏腑，振奋阳气，填精益髓，卫外固表，避免外邪再引动宿疾。

## （二）呃逆

临床表现　呃逆即打嗝，表现为气从胃中上逆，喉间频频作声，声音急而短促，不受控制。

病机　胃气上逆。

治法　神阙穴闪罐，配合针刺鬼穴；针刺颈 4 和颈 7 夹脊穴、膈俞；运用四关穴和合穴。

分析　（1）神阙穴闪罐为主，配合针刺鬼穴：神阙闪罐常规操作，治疗时间 5~10 分钟，在治疗过程中，当闻见患者呃逆声渐低渐缓后，再令其保持仰卧位 1~2 小时，进一步促进胃气调和，此法疗效佳。鬼穴为调理精神情志的重要穴位，历代多用于治疗癫、狂、痫等与情志疾病相关的疾病，现代在治疗神经症、自主神经功能紊乱等方面亦取得了满意的疗效。顽固性呃逆呈现有规律、不可控制的频繁胃气上逆，久病会导致患者逐渐出现心理上持续的挫败感和消极的情绪，反过来进一步影响疾病康复。配合鬼穴调神，可疏肝解郁、调畅情志，通过调节气机，使上逆之气归于常道，加快呃逆平复。

（2）针刺颈 4 和颈 7 夹脊穴、膈俞：夹脊穴紧邻脊柱，通过神经血管网络与内脏发生着紧密的联系。支配膈肌的膈神经是由颈 3~5 神经根分支组成，颈 4 夹脊穴为膈神经体表投影处，刺激该穴配合颈 7 夹脊穴、膈俞可直接作用于膈肌。病程在 2 周以内可采用针刺泻法，超过 2 周病程建议采用平补平泻法。

（3）运用四关穴：合谷配太冲为四关穴，该特定配伍在针灸处方中具有行气解郁、镇肝息风、活血止痛、祛风散寒、调气柔筋等作用。临床运用广泛，采用平补平泻手法。

（4）运用合穴：合穴是五输穴中的一个要穴，合主逆气而泄，有良好的调气降逆的作用。可选用胃经、肝经、大肠经的合穴，也可以根据辨证选择相应经络的合穴，常规针刺手法。

各型呃逆均可结合饮水法，令患者饮用温热水，先将水含在口中，继而一口咽下，随即暂时屏气约 5 秒钟令胃气下行，重复以上步骤，至 5 次或显效。老幼体弱者可缓慢吞咽温热水，不宜用上述饮水法。若治疗后疗效仍欠佳者，可在双侧内关和足三里选用阿托品或地西泮注射液行穴位注射以加强治疗。

● **案**　王某，男，53 岁。2007 年 5 月 10 初诊。

主诉：反复呃逆 7 日。

现病史：因饮食不慎出现呃逆，在外院曾予西药和输液治疗（具体不详），症状未缓解，影响饮食、睡眠、工作等。就诊时精神萎靡，少气懒言，呃声连连，脘胁胀闷，舌苔薄白，脉弦。

诊断：呃逆。

辨证：胃气上逆。

针灸处方：神阙、太冲、大陵、申脉、上星、曲池。

治疗经过：神阙穴闪罐操作 10 分钟左右，患者呃逆频率降低，有所缓解。次日复诊，配合针刺太冲、大陵等穴位，治疗后呃逆即停止，随访 3 个月未复发。

**按**　呃逆主要因胃气上逆所致，通过对神阙穴闪罐，通调中下焦气机，使气行归于常道。本案患者因病情导致情绪欠佳，故配穴选用太冲、大陵、申脉、上星、曲池等穴，以调理情志、疏畅气机。

### （三）过敏性皮疹

临床表现　身体瘙痒，搔之出现红斑隆起，形如豆瓣，堆垒成片，发无定处，忽隐忽现，退后不留痕迹。

病机　禀赋不耐为本，阳热过盛（风热）诱发为标，属本虚标实。

治法　神阙穴闪罐法，随证选穴。

分析　急性期以神阙闪罐为主，以调和营卫、行气活血，配合大椎、曲池、风池、风市疏风散热，血海、三阴交凉血止痒，同时脾主四肢肌肉，故强调选用脾经的穴位，精准作用于病位。缓解期以培元固本为主。

● **案**　钟某，女，28 岁。2017 年 8 月 23 日初诊。

主诉：散发性红疹伴瘙痒 3 日。

现病史：3 日前全身出现风疹团块、瘙痒，服抗过敏药物无缓解，1 日前症状明显加重。刻诊：颈部、双下肢、双上肢内侧皮肤有成簇的风团，瘙痒伴疼痛，按之皮色不变，表面粗糙，推之不动，无明显溢液。恶风怕冷，活动后易出汗，时有头晕耳鸣，眠差，经量少，舌质淡伴齿痕，苔白，脉细。

诊断：风疹。

辨证：脾胃气虚，风热外扰。

针灸处方：主穴为神阙、合谷、曲池、地机、血海、翳风，配穴为百会、四神聪、列缺、颊车、鹤顶、足三里、三阴交、太冲。

治疗经过：上述穴位交替选用，主穴行毫针泻法，配穴行补法，留针 30 分钟，每隔 15 分钟行针 1 次，重点行针地机、曲池穴，行提插捻转泻法。针刺结束后，行神阙穴常规闪罐法，施术 15 分钟，经治后风疹团块明显减少。次日复诊，双侧上肢手的内侧风疹团块较集中，有黄色溢液，伴多个破损的结痂点，其余风疹团块明显减少。仍施前术，加双上肢内侧阿是穴隔纸灸，施术 15~20 分钟。结束治疗后，患者皮损处疼痛减轻。8 月 25 日因有事患者未能三诊，致电告知病情好转，已无明显疼痛，双侧上肢内侧的风疹团块基本消失，未再溢液。8 月 27 日回访，风疹已愈。

**按**　风疹为本虚标实证，病位在皮，症状急，急者治其标，故主穴选用具有祛风凉血功效的穴位，以脾经、大肠经穴位为主，配穴百会、四神聪、神阙穴升提阳气，列缺、颊车、鹤顶主头项部、面部、下肢部病证，足三里、三阴交固本培元，太冲行气活血，实为补脾固本之要穴，兼与阿是穴相配，共奏补脾行气、活血祛风之功。同时，通过神阙穴闪罐而调御元神，神宁则气定，气定则风息。"诸痛痒疮，皆属于心"，通过调元神以调心神，令痒痛皆消。

## （四）急性胃肠炎

**临床表现**　腹痛，腹泻，呕吐，肛门灼热。

**病机**　湿热气滞。

**治法**　神阙穴闪罐，随证选穴；腹部重灸。

**分析**　（1）神阙穴闪罐法，直接振动肠胃，使逆乱之气机先松散而渐归常道。随证可选取胃经、大肠经、胆经和肝经的合穴足三里、曲池、阳陵泉、曲泉穴，合主逆气而泄，可以起到止泻的作用；小肠经和大肠经的下合穴上巨虚、下巨虚，加强分清别浊功能，调理肠道气机；脾、胃经的合穴阴陵泉、足三里，能重振脾胃功能；内关配公孙为八脉交会穴，主通调胃心胸之气机，恢复中焦气血运行，气行常道，泻痢乃止。

（2）若上述治疗效果欠佳，可使用腹部盒灸法重灸。时间持续 30 分钟以上，以不烫伤皮肤的前提下尽量重灸，使艾灸之力直达胃肠，以除湿健脾、行气止泻。

● **案**　李某，女，28 岁。2007 年 7 月 22 日初诊。

主诉：腹痛、泄泻 3 日。

现病史：患者3日前因误食冰箱内过期食品后出现胃部及右下腹胀痛，并伴水样便腹泻，每日5~7次，便量中等，自服黄连素片而症状未改善。刻诊：腹痛、腹泻、水样便，全身乏力，舌红苔黄腻，脉滑数，检查大便常规未见异常。

诊断：泄泻。

辨证：胃肠湿热，气机阻滞。

针灸处方：神阙、足三里、丰隆。

治疗经过：神阙穴闪罐约7分钟后患者腹痛即减轻，再针刺双侧足三里、丰隆，治疗期间患者出现矢气。治疗30分钟后，患者解稀便1次，腹痛明显缓解。次日复诊，胃腹部微痛，予同样治疗，结束后疼痛消失，共治疗2次，腹泻停止。

**按**　神阙穴位于腹部正中，对胃肠疾病具有直接疗效。通过与脾胃的经络联系，具有分清别浊、涩肠止泻的功效。闪罐法涤荡肠胃气机，激活脏腑自身功能，令清者自升、浊者自降。配合针刺足三里以调胃气，丰隆清利湿热。数法齐下，故能显效。

## （五）奔豚气

**临床表现**　以自觉气从少腹上冲心胸或至咽喉、烦躁不安、发作欲死、反复发作为特点，以女性及易怒者多见。

**病机**　冲气上逆。

**治法**　神阙穴拔罐；复溜、照海、内关、期门、肝俞、筋缩行泻法；泻神门，补复溜；随证刺激膀胱经第2侧线穴位。

**分析**　（1）神阙穴拔罐，闪、留罐相结合。按常规操作，通过闪罐一松一紧的推动力，纵贯三焦之经，横络百骸之气，引上冲之气复归其元，疏泄条达重回于常，而奔豚自平。

（2）复溜、照海、内关、期门、肝俞、筋缩等穴，有滋水涵木的作用。因本病病机为实，故上述穴位选用梅花针叩刺或刮痧，直接开腠理，以疏通经络气机。

（3）泻南补北法：泻心火，择心经原穴神门行泻法；补肾水，取肾经原穴复溜，施以补法。此法出于"虚则补其母，实则泻其子"理论，肝气郁滞配合泻心火补肾水法，可显著加强临床疗效。

（4）缓解期的治疗：膀胱经背部第2侧线梅花针轻手法叩打，至局部皮肤潮红即可，不要求出血，取其激活强壮穴作用，避免疏泄太过，耗伤正气。

● **案**　刘某，女，49 岁。2015 年 10 月 19 日初诊。

**主诉**：间歇性气从小腹上冲至胸 1 年多，加重 1 日。

**现病史**：患者于 1 年多前无明显诱因偶尔感觉有气从小腹部上冲至胃脘，时发时止，发作时难受至极，伴烦躁，止后如常。其后该症状发作程度逐渐加重，渐渐感觉气上冲至心胸处，发作欲死，持续时间 1~5 分钟不等，发作频率无规律，但以生气、受惊及外感后易出现。刻诊：面色不荣，伴腰膝酸软，平素怕冷，体虚自汗，易感冒，处于围绝经期，舌淡红，苔薄白，脉弱。

**诊断**：奔豚气。

**辨证**：肾阳不足，冲气上逆。

**针灸处方**：神阙、复溜、照海，行补法，内关、三阴交、太冲、神门、肝俞、筋缩、涌泉。

**治疗经过**：神阙穴常规闪罐 10 分钟，小吸力留罐 5 分钟。闪罐过程中，患者即感小腹微温舒适。针刺双侧复溜、照海，行补法，内关、三阴交、太冲平补平泻，神门行泻法，肝俞、筋缩刺络拔罐，艾灸涌泉。经治当天起，奔豚气未再发作。治疗 5 次后，患者明显感觉身体轻松畅快，偶有生气但病情也未反复。随后再配合膀胱经背部第 2 侧线胸腰段行梅花针轻手法叩刺，又经治 10 次后，未见病情复发。

**按**　实则治其标，缓则治其本。本案患者以本虚标实为主要特点，又处于围绝经期，肝肾本虚，气血已弱，导致奔豚之气上冲无度，累及心脉，烦躁欲死。冲脉"夹脐上行"，循行路线经过神阙穴，手少阴心之经筋也下系于脐，故通过神阙穴拔罐，可同时调节冲脉和心经经气。复溜、照海滋养肝肾，内关、太冲调气，泻神门以开门逐寇，三阴交养血，肝俞、筋缩平肝息风、宁神镇静，涌泉息风潜阳。诸穴配合，共奏平冲降逆之功。

## （六）胃肠型感冒

**临床表现**　恶寒发热，兼有食欲不振、恶心、呕吐、腹泻等消化道症状。

**病机**　风、寒、湿邪。

**治法**　神阙穴艾炷隔姜灸三大壮。

**分析**　姜是一种食药同源的中药，根据老嫩及炮制方法，有生姜、干姜和炮姜的区别。生姜性温，味辛，归肺、脾、胃经，可发汗解表、温中止呕、温肺止咳等，既有活血行气、祛寒除湿、发汗解毒等功效，又有健胃止呕、辟腥臭、消水肿之功效。干姜性味辛热，归脾、胃、肺、心、肾、大肠经，有调和营卫、温中驱寒的功效。炮姜辛、苦、大热，重于回阳、温经止血。生姜走而不守，干姜能守能走，炮姜守而不走。虽然三者侧重点不同，但主要功效是一致的，均无毒，以味厚浮而升阳为纲，临床上可根据具体病情辨证，选择适合之品。隔姜灸以患者达到微汗为度，若未出汗，则局部有温热感即可，不必强求发汗。

● **案**　解某，女，37岁。2019年4月6日初诊。

主诉：受凉后恶寒伴恶心、腹痛腹泻6小时。

现病史：患者今晨骑电瓶车送孩子上学，当时感到有风直吹胃脘处，回家后出现恶寒、恶风、喷嚏，并逐渐感觉腹胀不适，未予重视。其后腹胀加重，伴恶心、腹痛，解稀便1次，服用藿香正气口服液1支，腹痛轻微缓解，仍伴有恶心、腹胀，食欲不振，遂来求诊。刻诊：胃脘不适，恶心，腹胀腹痛，食欲不振，恶风，打喷嚏，舌淡苔白腻，脉濡。

诊断：胃肠型感冒。

辨证：外感风寒，寒湿困脾。

针灸处方：神阙穴艾炷隔姜灸三大壮。

治疗经过：艾灸过程中，患者微微发汗，小腹温热感，恶寒、腹痛有所减轻。翌日复诊告知恶寒、恶心均有缓解，昨晚轻微腹泻1次，无明显腹痛。经治两次后，诸症悉除，第三次复诊，在治疗过程中患者感艾灸热力明显增大，伴汗出。

**按**　本案患者病因病机较为典型，风寒之邪直中阳明，与素体湿气合而发病。患者为外感初起，故选用发散走窜性更强的生姜作为艾灸介质，以图驱邪外出，邪祛自然正安。两次治疗后，患者正气来复，病情几愈，故第三次治疗时感艾灸热度增大，为体内风寒湿之邪祛除之验象。

## （七）腹部包块

临床表现　腹部可用手触及包块，或胀满，或疼痛。

病机　气滞血瘀、痰湿凝结、虫积、阴寒凝滞等。

治法　将药饼置于神阙穴上，上施艾炷灸3壮，以局部明显温热感为宜，达到化瘀散结的目的。

分析　神阙穴内连多经多脏，通过艾灸火力，温通经络，促使药饼相应的药理作用直达病所，以祛除病邪，消肿散结。

药饼制法　根据腹部包块的性质配制中药粉，如气块配气药、血块配血药等，加入银甲片、适量面粉与相应中药粉混合均匀，倒入适量醋或酒调制成软硬适度、密度均匀、大小适宜的药饼。

● **案**　包某，女，63 岁。2005 年 7 月 12 日初诊。

主诉：间歇性腹胀 6 个月，复发伴轻微腹痛 1 日。

现病史：患者于 6 个月前间断性感腹胀，消化不良，抹腹时偶可触及小包块，位置不固定，按压有轻微胀痛感，彩超检查发现散发性肠系膜囊肿，多为 6 mm×8 mm 左右，大者约 20 mm×15 mm，未予治疗。平素服用多潘立酮片、乳酸菌素片、藿香正气口服液等改善症状。昨日无明显诱因再发腹胀，伴轻微腹痛，遂来诊。刻诊：腹型肥胖，腹胀，轻微腹痛，消化不良，食欲欠佳，平素喜食肥甘，口腻，大便溏，舌体胖大，苔白腻，脉滑。

诊断：腹痛。

辨证：痰湿凝结。

针灸处方：神阙穴。

药饼制法：茯苓 15 g、猪苓 12 g、厚朴 10 g、蚤休 15 g、乌梅 20 g、炮姜 10 g、白芍 10 g、延胡索 15 g、僵蚕 20 g，上药加入银甲片共研为末，混合适量面粉，加入白酒调制为药饼。

治疗经过：治疗前调制好药饼，一个药饼灸两日即换。神阙穴隔药饼灸 5 壮，每日 1 次，10 次为 1 个疗程，疗程间隔 3 日。经治 2 次后，患者腹痛缓解。隔药饼灸 10 次后，腹胀亦未再复发，消化功能正常。共治疗 3 个疗程，患者临床症状基本消失，治疗结束 1 周后复查彩超，显示肠系膜囊肿均有所减小，最大者为 18 mm×14 mm。

**按**　本案患者素体痰湿内盛，聚而成形，附着于腹内，黏滞难去，瘀滞不通，气机受阻则胀痛。神阙穴位于腹部正中，通过经脉交错与脾、胃、肝等多经多脏产生联系，能有效治疗消化系统疾病。药饼选择具有消瘀散结、化湿祛痰、行气活血的药物，通过艾灸神阙穴以温通经络，促使药力直达病所，故能显效。

（唐　倩　整理）

## 参考文献

［1］吴菲，陈新胜，曾盛锦，等.神阙穴闪罐法的临床应用［J］.针灸临床杂志，2009，25（1）：35.

［2］胡玲香，赖龙胜，唐勇，等.神阙穴拔罐调气作用的理论认识与临床应用［J］.中国针灸，2002，22（8）：570.

［3］胡玲香.分期针灸治疗哮喘 50 例［J］.成都中医药大学学报，1999，22
　　（2）：30－31.

［4］雷静涵，周涵，钱俊辉，等.调神阙穴治疗慢性荨麻疹的机理初探［J］.
　　北京中医药，2008，27（7）：512－513.

# 第二讲

夹脊穴的临床应用

夹脊穴作为独立于奇经八脉、十二经脉外的一组大穴，除了有扶正祛邪作用外，还有调神的作用，但此前常常未得到有效利用，胡玲香老师在临床上常用夹脊穴扶正养神、顺气调神，亦可结合中医传统辨证和现代医学神经免疫学等理论使用，进一步探索夹脊穴的应用范围。

# 一、穴 位 特 点

## （一）源流

夹脊一词较早出现在《素问·刺疟篇》中："十二疟者……又刺项以下侠脊者，必已。"《素问·缪刺论篇》又曰："邪客于足太阳之络，令人拘挛背急，引胁而痛，刺之从项始数脊椎侠脊，疾按之应手如痛，刺之傍三痏，立已。"但此时只表明夹脊是脊柱两旁，不见具体学位名称与定位，在《三国志·魏书·方技传》中才描述了具体定位是去脊一寸："有人脚蹵不能行，佗切脉，便使解衣，点背数十处，相去一寸或五寸（分），从邪不相当，言灸此各七壮，灸创愈即行也。后灸愈，灸处去脊一寸，上下行端直均如引绳也。"后又有《肘后备急方·治卒霍乱诸急方》记载："捧病患腹卧之，伸臂对以绳度两头，肘尖头根据绳下夹背脊大骨穴中，去脊各一寸，灸之百壮，不治者，可灸肘椎，已试数百人，皆灸毕即起……"此处描述的并非诸夹脊穴，而是一个穴位"肘椎"。1955年承淡安先生在《中国针灸学》中将"肘椎穴"列为奇穴，也称夹脊穴，是一个单独的穴位，主治霍乱。同时，与肘椎穴不同，第一次将定位于"自第1胸椎以下至第5腰椎为止，每穴从脊中旁开0.5寸，左右共34个穴"这一段穴位确立为华佗夹脊穴。应注意区分两种夹脊穴。而胡老师常用的夹脊穴是在此34穴基础上加颈2~7夹脊穴与骶夹脊穴（八髎穴）。其命名在颈部一般以颈椎数字命名，如颈2夹脊穴，胸腰部则多以相平行的俞穴命名，如肺夹脊穴。

## （二）作用机制

1. 中医学的作用机制

因夹脊穴位于夹脊部位，而多条经络、经筋均循行到夹脊处，故夹脊穴具有一穴调多经的特点，即针刺一个穴位可以调节多条经络功能，产生多重作用，主要作用为以下四个方面。

（1）通过督脉与足太阳膀胱经调节脏腑阴阳平衡：《灵枢·经脉》记载："膀胱足太阳之脉……从巅入络脑，还出别下项，循肩髆内，挟脊抵腰中，入循膂……其支者，从髆内左右，别下贯胛，挟脊内，过髀枢……"《素问·骨空论篇》记载："督脉者，起于少腹以下骨中央……上股内后廉，贯脊，属肾……入络脑，还出别下项，循肩髆内，侠脊抵腰中，入循膂，络肾。"足太阳膀胱经与督脉皆夹脊而行，在脊肌处相互联络，夹脊穴位于督脉与足太阳经之间，似两经枢纽，可调节两经气血经气，五脏俞和六腑俞皆在背部足太阳经循行之处，督脉统督一身之阳，任脉主一身之阴，亦循于脊里，故针刺夹脊穴可通过足太阳膀胱经、督脉、任脉调节五脏六腑功能和阴阳平衡。

（2）通过冲脉、任脉调节气血运行：冲脉称为"血海""五脏六腑之海""十二经脉之海"，可调摄十二经脉、五脏六腑之气血；任脉为"阴脉之海"，可调节全身阴经经气。《灵枢·五音五味》曰："冲脉、任脉皆起于胞中，上循脊里，为经络之海……"冲脉、任脉循行过夹脊处，且奇经八脉除了交会穴外均无自身所属穴位，故针刺夹脊穴可调节冲脉、任脉功能，协调气血运行，且冲、任二脉与督脉交汇，又可通过任、督、冲三脉平衡脏腑气血阴阳。

（3）联络诸经，调补元气：元气是人体最基本、最重要的气，为人体生命活动的原动力。元气根于肾，由肾中先天之精气所化生，依赖后天水谷精气的滋养和补充。手阳明大肠经、足阳明胃经、足太阴脾经的经筋均与夹脊穴相连，如《灵枢·经筋》言："手阳明之筋……其支者，绕肩胛，挟脊。""足阳明之筋……上循胁，属脊。""足太阴之筋……其内着，着于脊。"其联络的脏腑都是主纳运水谷精微与代谢糟粕的重要脏腑，脾胃为后天之本，饮食水谷通过胃的腐熟，小肠的进一步消化和吸收，大肠重吸收和传化糟粕。脾气与肠胃一同参与饮食的消化和吸收，在脾气的运化作用下通过三焦膜原等运化水谷精微，使其散布全身，与肾所藏的先天之精气共同组成元气（原气），且如《灵枢·经脉》说"肾足少阴之脉……贯脊属肾，络膀胱"。足少阴经脉亦走行于夹脊穴，故夹脊穴可通过调节脾胃与肾达到调补元气的作用。另外，督脉、足太阳膀胱经与夹脊穴功能有所区别，督脉多调诸阳气，足太阳膀胱经第1侧线穴位多调脏腑经气，足太阳第2侧线穴位多调脏腑神气。

（4）调节情志：胡老师认为，广义的神是指整个人体生命活动的主宰及其外在表现。调神之法不仅在情志疾病中运用，还可用于其他表现出感觉或运动异常的疾病。胡老师常用夹脊穴来调节情志，其机制有四。第一，脑为元神之府，主管人的感觉与运动，夹脊穴与督脉、足太阳经相交，后两者入络脑，夹脊穴可通过督脉与足太阳经经气而调节元神之府。第二，疾病与情志失调的根本原因为阴阳失衡，夹脊穴可通过任督二脉调节阴阳平衡，扶正调神，使脑清神明。第三，《素问·八正神明论》言："血气者，人之神。"气血津液是神产生与活动的物质基础，夹脊穴可通过手阳明大肠经、足阳明胃经、足太阴脾经等经气及相应的脾、胃、大小肠夹脊穴健脾益气养血，气、血、津、液充盛，则五神安藏守舍。第四，通过五脏相应夹脊穴驭气调神。心主藏神，主宰精神思维活动，心夹脊穴可协调心脏功能以调控情志；肝主疏泄，畅达气机，调和气血，《灵枢·平人绝谷》曰"血脉和利，精神乃居"，故肝夹脊穴可通过畅达气血来调节精神情志。

2. 现代医学的作用机制

机体内脏功能活动受自主神经支配，交感神经是自主神经系统的重要组成部分，交感神经通过交感神经干交通支与脊神经相通，夹脊穴处于脊柱两旁，其深处有脊神经后支走行，故针尖经竖脊肌沿棘突两侧进入，可影响脊神经、交感神经，调节自主神经功能，增强机体内脏功能活动和机体活力。并且针刺夹脊穴既可刺激交感神经节后纤维末梢释放去甲肾上腺素到周围组织和靶器官中，又可抑制交感神经系统的功能；同时，针刺夹脊穴还能使乙酰胆碱活动增强，从而影响多组织多器官的生理活动。由此可见，针刺夹脊穴可影响交感神经末梢多种化学递质释放，通过调节自主神经功能，增强或抑制各组织器官的生理功能。另有研究表明，针刺夹脊穴可增强红细胞免疫功能，可能与神经内分泌系统参与调控或增强五脏生理功能从而提高机体的免疫能力有关。

通常针刺俞穴和夹脊穴都能提高免疫功能，但它们之间有差异性，总的来说，脾俞与夹脊穴作用基本一致，心、肝俞穴作用弱于夹脊穴，肺、肾俞穴作用强于夹脊穴。但有研究发现，背俞穴与胸腹部的募穴所处的位置绝大部分位于其所属脏腑的同神经节段或近节段，故胡老师一般在胸背部选择使用夹脊穴，可以同时发挥夹脊穴与俞募穴的功能，且有针刺安全、针感强烈的优点。

## （三）适应证

1. 慢性病　如胃炎、哮喘、失眠、神经症、抑郁症、风湿性心脏病、高血压、糖尿病等。

2. 部分重症　如癌症、中风、肾功能衰竭、格林-巴利综合征、艾滋病等。

3. 部分急症　如心绞痛、心律失常、肠胀气、尿潴留等。

4. 部分痛症　如偏头痛、三叉神经痛、血管性头痛、各种内脏疾病所致的疼痛、颈椎病、腰椎病、中风及各种神经系统损害所致的疼痛与感觉障碍。

5. 男科疾病　如阳痿、遗精、早泄等。

6. 妇科疾病　如月经先期、月经后期、崩漏、痛经、围绝经期综合征、产后腹痛等。

# 二、针 刺 操 作

## 1. 进针

进针前需要掌握所刺夹脊穴定位及深部组织，先找体表标志，如肩胛下角正对第 7 胸椎棘突下，髂前上棘平行于第 4 腰椎棘突下，再找到所取夹脊穴对应的棘突，用拇指指腹横按在两个棘突之间，拇指指腹不动以固定脊柱位置，指尖翘起，在指尖下迅速消毒，用指切进针法，避免针、穴偏移。胸 9 以上夹脊穴，多坐位取穴；胸 9 以下夹脊穴，多俯卧位取穴。一般根据患者体型、病情和针刺部位选择针具，体弱者用 0.25 mm 直径、体壮者用 0.30 mm 直径毫针。虽针刺夹脊穴时针至横突上较为安全，但不可过度追求针刺至骨，得气即可。以下是各部位针刺要领。

（1）颈段：多用 1~1.5 寸毫针直刺进针，针刺深度 0.5~1 寸，若针下有抵触感则不可深入，以免损伤脊髓，可往外偏移一点，避开神经丛。

（2）胸背段：多用 1~2 寸毫针直刺进针，针刺深度 0.5~1.5 寸，针尖恰好落在下一个椎体的横突上，针下坚硬则安全，若针下有落空感则需迅速出针或起针至皮下再向内斜刺，避免损伤肺部或胸膜。留针与不留针在疗效上并无明显区别，如《灵枢·九针十二原》所言："刺之要，气至而有效。"一般胸 1~10 夹脊穴不留针，得气则出针。

（3）腰骶段：可用 1~3 寸毫针直刺进针，针刺深度 1~2.5 寸，可留针。

## 2. 针感传导

所有的夹脊穴均可出现针感向上下传导，不同部位夹脊穴又有其各自传导方向，颈 2~胸 1 夹脊穴向同侧上肢传导，胸 2~8 夹脊穴向同侧胸部传导，胸 9~12 夹脊穴向同侧上腹部传导，腰、骶夹脊穴向同侧下腹部或下肢传导。

# 三、临 床 治 验

脏腑有病可在体表出现反应点，且反应点的形态与病变有密切联系，如胃病在胸 12 夹脊穴附近有压痛，胆道病常在胸 10 夹脊穴出现压痛，肝病在胸 9 夹脊穴有压痛。尤以肺部疾患在胸 3 夹脊穴压痛明显，有学者观察到，不同形态的反应物预示着不同的疾病，如出现菱形结节时多为急性肺炎，出现条索物时多为慢性支气管炎，出现扁平或椭圆形结节时多见肺结核，出现松弛或凹陷多见呼吸功能衰竭，故在诊断时可触诊夹脊穴辅助诊断。

夹脊穴对多种急慢性疾病、多系统疾病均有良好效果，不同夹脊穴主治病证不同，以下分而述之。

### （一）颈 2~胸 1 夹脊穴治疗头面颈部及上肢疾病

足太阳膀胱经、督脉与夹脊穴相交，上入络脑，其又与诸阳经经筋相交，循行于头、面、颈、眼、耳、鼻、口部，故针刺夹脊穴可治疗脑部疾病；颈部狭窄，既没有面部气血旺盛又无衣物遮蔽，常因感受风寒湿邪，气血运行不畅，导致颈项僵痛和头晕、头痛、口眼㖞斜等症状，又因脑血管的支配主要受到来自颈丛的交感神经的作用，故针刺夹脊穴有改善脑血液循环、提高血氧饱和度、促进脑细胞恢复的作用。具体从脊神经分布来说，$C_2$ 分布至眼、耳、舌；$C_3$ 分布至面、外耳、三叉神经及喉咽；$C_4$ 分布至肩、项、口、耳、鼻咽与膈肌；$C_5$ 分布至声带腺体、咽喉及上臂三角肌；$C_6$ 分布至扁桃体、肩颈、肱二头肌、拇示两指；$C_7$ 分布至甲状腺、肩肘、肱三头肌、前臂中指；$C_8$ 分布至前臂掌面、环指与小指；$T_1$ 分布至食管、气管、上臂至肘下、小鱼际。故胡老师常用颈 2~胸 1 夹脊穴治疗头面颈部疾患、上肢疾病及膈肌功能异常。

● 案 1　曾某，男，37 岁。2018 年 10 月 12 日初诊。

主诉：双眼不能视物 3 个月余。

现病史：2007 年因视物模糊，偏盲，行 MRI 检查提示垂体瘤，后经鼻行部分切除，术后症状消失。2010 年又出现视物模糊，再次行部分切除。2018 年 5 月因低热，呕吐，复查 MRI 提示脑积水，瘤体长大，于 7 月行开颅手术对肿瘤部分全切，术后视力完全丧失，一直持续服用维生素 $B_1$、$B_{12}$ 和泼尼松（剂量不详）、左甲状腺素钠片（剂量不详），9 月开始视力略有恢复。现可见黑白色，不见彩色，可分辨对比强的颜色深浅，晨 2~3 点、4~5 点醒，梦多，纳可，畏冷，面白，体胖，舌胖大暗淡，苔薄白，左脉沉滑，右寸沉有力关尺弱。

诊断：西医诊为空蝶鞍综合征；中医诊为目盲。

辨证：肝血不足，阳虚水泛。

针灸处方：① 颈 2、颈 4、颈 6 夹脊穴和枕上正中线、枕上旁线；② 攒竹、新明 1 穴、太阳、四百、神庭、眉冲、上迎香、印堂、阳白（每次选择 3～5 个穴）；③ 天枢、水道、阴陵泉、足三里、关元、光明；④ 肝、脾、肾、关元、大肠、膀胱夹脊穴（与③交替使用）；⑤ 孔最、列缺、照海、申脉（每次选择 2 个穴）。

治疗经过：取此 5 组穴，一日阳面，一日阴面，交替针刺，患者根据此处方治疗 1 个月后可看见对比强的物体，能分辨黑白红三色；治疗 3 个月后能模糊看清所有物体轮廓及色彩；治疗 6 个月后，视力基本恢复，色彩可正常分辨，浅色分辨能力稍弱，光线暗时视力较差，但不影响正常生活。

**按**　本案患者双眼基本不能视物，为垂体瘤切除术后继发的空蝶鞍综合征，中医名目盲，首先取颈 2、颈 4、颈 6 夹脊穴活血通络，疏风明目，眼部穴位加强通络明目作用，枕上正中线、枕上旁线刺激大脑视皮层促进恢复视力。患者体胖，舌胖大暗淡，左脉沉滑，为湿邪内蕴，故取天枢、水道、阴陵泉和大肠、膀胱夹脊穴通利水道，祛除湿邪。近半年来畏冷合右关尺弱为脾肾阳虚，眼受血而能视，现不能视物，除了阳虚湿滞外或还伴有肝血不足，故取肝、脾、肾、关元夹脊穴和足三里、关元等穴温肾健脾，滋补肝肾，益精明目。此病病位在眼，跷脉司眼睑开合，故取照海、申脉等交会穴。视力是人生而俱来的感知能力，归为魄的功能，肺藏魄，故选择肺经郄穴孔最、络穴列缺调和肺魄，整个配穴体现了胡老师强调扶正调神的思想。

● **案2**　包某，男，52 岁。2019 年 3 月 28 日初诊。

主诉：右侧颈部疼痛引头痛 7 日。

现病史：7 日前出现右侧颈项疼痛，痛沿少阳经、膀胱经牵引至头顶，痛时流泪。3 日前在他处行针灸治疗，未见效。行 MRI 检查提示颅内占位病变，诊断为脑胶质瘤，暂未手术。现右侧颈项阵发性疼痛，牵引至头，时左侧头痛，1 小时至少发作 1 次，晚上加重，舌红绛苔白腻，脉紧。

诊断：痹证。

辨证：寒湿痹阻。

针灸处方：颈 2、颈 4、颈 6 夹脊穴和风池、外关、安眠、阿是穴。

治疗经过：第 1 次针刺治疗后疼痛缓解大半，晚上可正常入睡。治疗 3 次后疼痛消失。回访：2 年后因肿瘤长大，行手术切除后，偶有疼痛来诊，均以针灸治疗缓解疼痛。

**按**　本案患者痛从颈项起，牵引至头，诊断为痹证。此次发病病位在头项部，其苔白腻，脉紧，均为寒湿痹阻之像，又有颅内占位病变阻碍头部气血运行，故考虑寒湿痹阻经络，致使颈与头部气血运行不畅而发作疼痛。治宜疏风散寒，通络止痛，故取颈 2、颈 4、颈 6 夹脊穴与阿是穴活血通络止痛，风池、外关疏风散邪，安眠穴宁心安神，镇静止痛。诸穴相配，扶正祛邪调神，使气机调畅，神有所归，促进恢复。

● **案 3** 李某，女，42 岁。2017 年 7 月 8 日初诊。

主诉：头晕目眩，站立不稳 1 个月余。

现病史：1 个月前无明显诱因突然发作头晕目眩，站立不稳，动则加剧，后经服药、按摩等治疗不见好转。CT 检查显示：颅内少许点状缺血灶，椎基底动脉血流速度缓慢。现头晕目眩，站立不稳，动则加剧，恶心，呕吐，纳差，常年难入睡，眠浅，每日睡 3~4 小时，面白，舌淡红嫩，苔白微腻，脉弦细。

诊断：眩晕。

辨证：气血虚弱，痰浊阻络。

针灸处方：颈 2、颈 4、胸 1 夹脊穴和百会、风池、合谷、悬钟、足三里。

治疗经过：针刺治疗，隔日 1 次，5 次后痊愈，2017 年 11 月 6 日回访未复发。

**按** 本案患者头晕目眩，站立不稳，诊断为眩晕。入睡难，眠浅，舌淡嫩，脉弦细，为气血虚弱。伴恶心、呕吐、纳差、苔白腻，为痰浊中阻之象。故考虑本为气血虚弱、脑失所养，又因痰浊阻滞脑络，两害相加致使眩晕严重。治宜益气养血，健脾化痰，通络止痛，故取颈夹脊穴活血通络，促进脑部气血运行；百会、风池、合谷疏风通络止痛；足三里温阳健脾祛湿，益气养血；"脑为髓海，髓海不足，则脑转耳鸣"，故取髓会悬钟，补益脑髓。夹脊穴合百会升阳益气，扶正调神，收敛神气，使脑清神明。

● **案 4** 廖某，女，26 岁。2019 年 3 月 8 日初诊。

主诉：双耳断续听到尖锐声音半个月余。

现病史：半个月前无明显诱因出现双侧阵发性耳鸣，声音较尖锐，随情绪紧张加重，大椎处疼痛，平素性急，面部有红疹，体微胖，纳可，眠略浅，二便调，舌红苔黄略腻，脉沉弦。

诊断：耳鸣。

辨证：肝胆郁热。

针灸处方：颈 2、颈 4 夹脊穴和风池、百会、率谷、翳风、合谷、中渚、外关。

治疗经过：针刺治疗，隔日 1 次，4 次后痊愈。

**按** 本案患者突发耳鸣，出现频率高，平素性急，舌红苔黄腻，脉沉弦，为肝郁胆热之耳鸣，是肝气郁结、胆腑湿热、少阳气机不利、清窍失宁所致。治宜清肝泻火，利胆祛湿通络，故取颈2、颈4夹脊穴疏经通络、调节耳神经，风池、率谷、翳风梳理少阳经气，合谷、中渚、外关行气利胆祛湿。患者症状轻重与情绪变化有关，颈2、颈4夹脊穴合百会、合谷疏肝解郁，行气安神，起到扶正调神、驱邪外出的作用。

## （二）胸2~5夹脊穴治疗心肺及乳房疾病

胡老师临床上常用胸2~5夹脊穴治疗肺系疾病和心系疾病，如咳嗽、哮喘、心悸、胸痹、不寐等。$T_2$~$T_5$脊神经发出后主要分布于上背部与前胸，可调节心、肺功能。胸2、胸3夹脊穴分别是风门夹脊穴、肺夹脊穴，可疏风散邪、宣肺化痰、理气止咳；胸4、胸5夹脊穴分别是厥阴夹脊穴、心夹脊穴，可养血安神、宽胸散结。

肺主气司呼吸和通调水道，故肺的病理表现多为呼吸道气机不利和水液代谢障碍，其主要病机为肺失宣降，当六淫袭肺或内伤于肺时，多出现胸闷、咳嗽、喘促、呼吸不利、痰饮等症，常见于感冒、咳嗽、哮喘等病。一般胸2、胸3夹脊穴可交替使用；因肾为气之根，主纳气，肺吸纳自然界清气，其吸气的深度依赖于肾的摄纳功能，肾气充沛，则呼吸均匀和调，气息深长；肾气不足，出现呼吸表浅、呼多吸少、动则气喘等肺肾气虚证时，则需加上肾夹脊穴以补肾纳气；若水液代谢失司，停聚在肺，炼液成痰，则加三焦夹脊穴以通利水道，宣通肺气，同时可在肺俞和肺募穴中府拔罐宣肺利水；若咳嗽或哮喘严重时，在肺俞和肺募穴上改为刺络拔罐，一般可立竿见影。其余再常规辨证配穴，肝火犯肺之咳嗽加行间、鱼际等；痰浊阻肺之哮喘加脾夹脊穴和膻中、中脘、丰隆等；哮喘虚证可加太渊、太溪等。

心为五脏六腑之大主，主血脉，藏神明，故心的病理表现主要是血脉运行障碍和情志思维活动的异常。情志思维异常的治疗，胡老师多以胸2~5夹脊穴为主穴交替使用，再辨证配穴，如心血不足心悸者，配脾夹脊穴（或脾俞）、神门、三阴交、足三里；痰浊痹阻之胸痹，可配膈夹脊穴、丰隆等。

乳房疾病取此节段夹脊穴多为宽胸理气散结，还需根据病情加肝、脾夹脊穴和丰隆等疏肝解郁、化痰散结的穴位。

- **案1** 何某，女，56岁。2019年3月3日初诊。
主诉：咳嗽3个月余，加重伴左胁肋疼痛10日。

现病史：3 个月前受凉后感冒、咳嗽，服中西药（不详）后有所缓解，但未痊愈。10 日前咳嗽引左胁肋疼痛，现吸气、咳嗽用力均疼痛，为牵引痛，白天夜晚均咳，咽痒，有白色痰，大便干结难解，有时 1 周 1 次，舌红暗苔黄腻，脉细数。

诊断：咳嗽。

辨证：肝火犯肺。

针灸处方：针刺肺夹脊穴、肝夹脊穴、天突、列缺、合谷、足三里、照海；留罐云门、中府、膻中、中脘、神阙、天枢。

治疗经过：隔日 1 次，治疗 3 次后痊愈，后回访未复发。

**按**　咳嗽引胁肋疼痛为肝咳之状，是肺失宣降、气机不利而致肝郁气滞的咳嗽，故取肺、肝夹脊穴为主穴清肝泻火，宣肺止咳，理气止痛；天突、合谷疏风化痰止咳。因咳嗽 3 个月不愈，耗伤肺气，加足三里培土生金，益气化痰；其大便干结难解考虑是肺失肃降，导致大肠通降功能失职、糟粕停聚，久则生热、灼伤津液，则见苔黄腻，脉细数，故另取通行于咽部的阴跷脉络穴照海和任脉交会穴列缺滋阴降火，通利咽喉。其中，肺、肝夹脊穴与合谷均为调节情志之穴，可镇静止咳，行气定痛。当情志舒畅，气机调畅，恢复肺气宣降功能，气血津液正常代谢输布时，则痰无所生，咳嗽止，这是胡老师扶正调神思想的体现。云门、中府、膻中有宣肺化痰、理气止咳之效，中脘、神阙、天枢能通大便、降腑气，在此 6 穴留罐使肺宣降得宜，气顺火消，咳嗽自止。

● **案 2**　魏某，女，51 岁。2022 年 5 月 19 日初诊。

主诉：入睡难 10 余年，加重 1 周。

现病史：10 年前出现眠浅，入睡难。半年前加重，入睡难，易醒，醒后不易入睡，烦躁，躺下自觉双下肢难受，白天情绪波动大，头胀痛。2 个月前开始服用右佐匹克隆片 1 片，每晚 1 次；富马酸喹硫平 50 mg，2 片，每晚 1 次。近 1 周来服药后也完全无法入睡，精神萎靡，易烦躁、焦虑、头昏，偶有潮热，纳可，二便可，舌暗红苔黄腻，脉弦细滑。

诊断：不寐。

辨证：肝郁肾虚。

针灸处方：① 心、肝、肾夹脊穴和申脉、百会、内关；② 百会、神庭、安眠、颊车、内关、三阴交、照海、膻中和四关穴。

治疗经过：按上述处方交替针刺使用，在治疗中逐渐减少服药，10 次 1 个疗程，治疗 3 个疗程后，不服药可正常入睡，保持 6~7 小时睡眠。2023 年

1月回访未复发。

**按**　不寐总的病机是阴阳失衡。脑为元神之府，气血全依赖于三阳经脉供养，当女子六七时，三阳脉衰于上，三阳脉气血虚少，脑失所养，神无所归，则出现失眠。夜晚入睡是卫气由阳交接与阴，若阳脉衰弱，则卫气交接推迟甚至无法正常入阴，再加上此年龄段女子阴气不足，无法及时接续，也会出现夜晚入睡困难与早醒。本案患者恰好41岁左右开始失眠，如《素问·阴阳应象大论篇》言："年四十而阴气自半也，起居衰矣。"到51岁加重，此时肾阴虚，阴虚不能制火，则见潮热、烦躁、头昏、脉弦，为肝气郁结之症，故诊断为肝郁肾虚的不寐。胡老师按照扶正调神原则，取心、肝、肾夹脊穴和三阴交、照海滋阴降火，疏肝解郁；四关穴和百会、内关、安眠、颊车、膻中等情志穴宁心安神；跷脉主一身之阴阳，又司眼睑开合，故取照海、申脉调和阴阳，帮助入睡。

### （三）胸6~12、腰4、骶1夹脊穴治疗肝胆脾胃及食管疾病

$T_6 \sim L_1$脊神经分布于整个腹腔，可调节整个消化系统脏器功能，且调控腹腔脏器功能的内脏大神经的纤维来自$T_5 \sim T_{10}$交感神经节。胸7~12、腰4、骶1夹脊穴分别为膈、肝、胆、脾、胃和大肠、小肠夹脊穴，均可调节消化吸收功能；$T_1 \sim T_6$脊神经分支有到达食管，故亦可治疗食管疾病。

肝主疏泄与藏血，若因肝气郁结，肝失疏泄，出现情志障碍、胃胀胃痛、胁肋疼痛、月经不调，以及肝血不足所致的闭经、眩晕、目疾、肢体麻木、瘿瘕等，胡老师常用肝夹脊穴为主穴，视病因病机取配穴，如肝气犯胃之胃胀胃痛加胃夹脊穴，肝血不足闭经、目疾加脾夹脊穴、足三里、三阴交等。黄疸、胆囊炎、胆结石、胆汁淤积等用胆夹脊穴为主穴，可配阳陵泉、日月。

脾、胃、大小肠的病理变化主要是受纳、运化、升降、统摄等功能异常，若脾的运化、升清功能减退则见便溏、腹胀、消瘦、痰饮、眩晕等症，脾失统摄则出现内脏下垂等；胃受纳腐熟水谷和通降功能失常则出现胃痛、痞满、便秘、呕吐、呃逆等症；大小肠传导功能异常则出现腹胀、腹痛、便秘、泄泻等；若小肠泌别清浊功能失常则见尿少而便溏。小肠主液，大肠主津，共同参与体内津液代谢；若肠中有热，灼伤津液，则出现小便短涩、尿血、便秘等。临床上多视其病位及病机选用脾、胃、大肠或小肠夹脊穴为主穴，但脾胃功能失常除了因本脏本经病变所致外，还常见肝木乘土、忧思伤脾的情况，故此类患者多加肝、胆夹脊穴（两穴可交替使用）和心夹脊穴等，如必要也可辨证取

穴，如肠胀气以肝、脾夹脊穴为主，加气海夹脊穴疏通气机；脾阳不足所致泄泻，加针阴陵泉、灸神阙；呃逆加针膈夹脊穴、内庭；肝气犯胃之呕吐配太冲、期门等。现在也有许多临床研究运用夹脊穴治疗各种消化疾病，效果较常规取穴好，如广州中医药大学进行的肝胃郁热型胃食管反流病临床观察显示，针刺夹脊穴疗效优于常规取穴，且复发率有低于常规取穴组的趋势。

此外，反流性食管炎、食管肿瘤所致胸痛、烧心及吞咽障碍等食管疾病也可交替使用胸 1~6 夹脊穴、膈夹脊穴配肝、胆、脾、胃夹脊穴治疗。

● 案1　乔某，女，52 岁。2018 年 10 月 16 日初诊。

主诉：胃胀痛反复发作 1 年余，复发加重伴右下齿疼痛 5 日。

现病史：1 年前出现饮食后胃胀痛，右颊、右下齿痛反复发作。5 日前发作并加重，伴大便难解，背部胸 9~12 区域胀痛，睡眠浅，易醒，小便可，平素性急，患有胆囊息肉（大小不详），舌质红苔腻微黄，寸尺脉弱，关脉滑。

诊断：胃痛。

辨证：湿热中阻。

针灸处方：肝、胆、脾、胃夹脊，右侧颊车，双侧合谷、曲池。

治疗经过：隔日 1 次，针刺治疗 2 次后齿痛、胃胀、背痛等症均消失，大便正常，睡眠改善。

按　本案患者胃胀痛，背部胀痛，伴大便难，舌红苔黄腻，脉滑，诊断为湿热中阻之胃痛，又湿热熏蒸，循经上犯面齿，治宜清热利湿、疏肝行气止痛，故取脾、胃夹脊穴健脾祛湿；合谷、曲池疏风清热利湿，通利大便；颊车为局部取穴。又因患者平素性急，胃胀痛，考虑伴有肝气郁结，故加肝、胆夹脊穴疏肝利胆，行气通络，宁神止痛。

● 案2　汪某，女，45 岁。2021 年 7 月 30 日初诊。

主诉：右侧上腹部剧烈疼痛牵引背部 10 小时。

现病史：昨晚吃串串后右侧肝区出现持续性疼痛，疼痛剧烈引背部，恶心。乙肝病毒感染病史 20 多年，未治疗。现右侧肝区剧烈疼痛并引背部，恶心，右侧肋骨下 2 cm 左右处触及肿块并疼痛，全身皮肤略黄、白睛巩膜无黄，痛苦面容，身体蜷缩，舌红苔黄腻，脉弦。

诊断：胆绞痛。

辨证：湿热瘀阻。

针灸处方：肝、胆夹脊穴和阳陵泉、胆囊穴。

治疗经过：针刺，肝、胆夹脊穴不留针，阳陵泉、胆囊穴留针 30 分钟，每日 1 次。治疗 2 次后疼痛、恶心症状消失，皮肤黄染减轻。嘱清淡饮食，立即行进一步检查。

**按**　本案患者为进食油腻后突发肝区剧烈疼痛，右肋骨下触痛，诊断为胆绞痛。恶心、皮肤黄染、舌红苔黄腻、脉弦，均提示肝胆湿热。治宜利胆祛湿，疏肝理气止痛，故取肝夹脊穴、胆夹脊穴、阳陵泉、胆囊穴利胆祛湿，疏肝理气止痛，且肝、胆夹脊穴可调节情志，镇静止痛。虽针刺缓解了患者疼痛，但因患者有 20 多年乙肝病毒感染病史和肝区疼痛剧烈，右肋下触及明显肿块，皮肤黄染，考虑有肿瘤生长的可能，在行针刺止痛后建议其下午立即进一步检查。7 月 31 日复诊，CT 检查提示：肝门部及肝左内叶实质性占位 10.8 cm×6.4 cm，胆囊肿大，肝内胆管扩张，胆总管显示不清，专科医生建议手术。此次治疗后疼痛消失，遂离去。2017 年 10 月 15 日回访：确诊为肝包虫并行肝部分切除手术。

● **案3**　徐某，女，9 岁。2017 年 11 月 29 日初诊。

主诉：打嗝 20 日。

现病史：20 日前因食冷后出现打嗝，频率快，胃微痛，服药（不详）后无缓解，情绪烦躁时加重，纳可，眠可，二便调，舌淡苔薄白腻，脉弦。

诊断：呃逆。

辨证：胃中寒冷，气机郁滞。

针灸处方：膈、肝、脾、胃、颈 4 夹脊穴和百会、内关。

治疗经过：膈、肝、脾、胃夹脊穴点刺，余穴常规操作。每日 1 次，治疗 3 次后愈。12 月 7 日回访未复发。

**按**　本案患者诊断为呃逆，因食冷发作、苔薄白腻为寒湿伤胃，情绪烦躁时加重、脉弦为肝气郁结，故需肝胃同治，取肝、脾、胃夹脊穴疏肝理气，温胃散寒，扶正调神，行气降逆。且因呃逆 20 来日，患者情绪有所影响，再取百会、内关加强调神作用。其病位在膈，取膈夹脊穴、颈 4 夹脊穴缓解膈肌痉挛。

### （四）胸 9～骶 4 夹脊穴治疗肾与泌尿系统、妇科、男科、腰及下肢疾病

此节段内的肝夹脊穴、脾夹脊穴、三焦夹脊穴、肾夹脊穴、气海夹脊穴、关元夹脊穴、膀胱夹脊穴，均可调节肾及生殖泌尿系统功能；从脊神经层面来讲，$T_{10}$～$L_1$ 分布至肾；$T_{11}$～$L_2$ 分布至膀胱、输尿管和前列腺；$T_{10}$～$L_1$ 分布至

睾丸、卵巢；$L_1$ 分布至髂腰肌与腹股沟；$L_2$ 分布至下腹部、阑尾与大腿前侧；$L_3$ 分布至卵巢、睾丸、子宫、膀胱与膝关节；$L_4$ 分布至腰部、坐骨神经、前列腺与小腿内侧面；$L_5$ 分布至腿外胫前肌，足背踇、次两趾；$S_1$ 分布至小腿腓肠肌、跟腱与小趾；$S_2$ 分布至下肢后侧至足底掌小肌；$S_{3\sim5}$ 分布至直肠、肛门与会阴肌。因脊神经分布与传统夹脊穴命名所主脏腑略有不同，临床上两种取法均可，胡老师常按夹脊穴名取穴，亦常在相关穴位或节段寻找阳性反应点取穴。

肾藏精，主生殖发育，为先天之本。肾精不足，则可见耳鸣耳聋、阳痿等，以及生长发育缓慢的五迟五软等症；肾气不足，不能固摄，则出现遗尿、遗精、早泄等症。治疗五迟五软时以补肝肾、健脾胃为治疗原则，取肾、肝、脾夹脊穴为主穴；遗尿及男科疾病除了取肝、肾、脾夹脊穴外，若情志失调者则需调情志加鬼穴与四关穴等（取 1~2 个穴即可）；若湿热下注则需加清热除湿之穴如膀胱、三焦、小肠夹脊穴和阴陵泉等，也可选用水、热穴。

肾主水液，与膀胱相表里，调节并参与体内津液代谢。肾蒸腾气化津液，使其清轻部分上输于肺，敷布全身，浊者下注膀胱，为尿液。若肾调节水液功能失司，则可出现津液生成不足导致的眼干、口干、皮肤干燥等，如干燥综合征；津液输布排泄障碍导致的水肿、癃闭等，如慢性肾炎。津液生成不足者可取肝、肾、脾夹脊穴，加太溪、复溜、足三里等滋阴养血之穴；津液输布障碍者可取肺、肾、脾、三焦、小肠、膀胱夹脊穴，加阴陵泉、中极等温阳化气利水之穴；肾阳虚弱严重者可加艾灸肾俞、神阙等温补脾肾。

妇科病证多因六淫邪气、七情内伤、生活失度和体质因素导致脏腑功能失调、气血失调、冲任督带损伤和胞宫（胞脉、胞络）、肾-天癸-冲任-胞宫生殖轴失调而发病。夹脊穴与冲、任、督、带脉相交，有调节诸经充养血海、行经、妊养胞胎、维持胞宫生理活动的作用，还可调节脏腑功能。所以，胡老师常以肝夹脊穴到小肠夹脊穴这一段夹脊穴为主穴治疗。如肝夹脊穴可疏肝养血，行气活血，调节月经疏泄；脾、胃夹脊穴可健脾益气，补血统血；大肠、小肠夹脊穴既可化生津液，又可通利祛湿；肾夹脊穴可补肾填精；关元夹脊穴可培元固本等。亦可配合十二经穴，调冲任以强胞宫。

● **案 1**  文某，男，45 岁。2018 年 11 月 22 日初诊。

主诉：双下肢冷痛 4 年余。

现病史：4 年前开始出现双下肢冷痛，自觉冷入骨头，上半身热，天冷则加重，热则减轻，无腰痛，纳差，大便不畅，小便可，眠可，舌微胖淡紫，苔白滑，脉沉。

诊断：寒痹。

辨证：肾阳虚弱，寒湿阻痹。

针灸处方：百会、肾与关元夹脊穴、委中、承山、阳陵泉、悬钟、太溪。

治疗经过：针刺上述穴位，留针30分钟，委中、承山温针灸。连续治疗4次后，冷的感觉完全消失，诸症皆除。

**按** 本案患者双下肢冷痛入骨，天热则减轻，诊断为寒痹。舌微胖淡紫，苔白滑，脉沉，为肾阳不足、水湿停聚于下；阴盛于下，火不归元，则虚热上浮、上身热；肾气虚，无法推动大便排泄，故大便不畅。取肾、关元夹脊穴和百会、太溪温肾助阳，扶正调神止痛；温针灸委中、承山，针阳陵泉、悬钟温经通络。

● **案2** 张某，女，31岁。2018年8月2日初诊。

主诉：腰痛难忍半日。

现病史：2年前因肾盂肾炎发作而腰痛，住院治疗10日后腰痛消失。今早腰痛复作，现左侧腰胀痛难忍，肾区叩痛，小便不畅，无发热，舌暗淡苔白腻，脉沉。

诊断：肾绞痛。

辨证：寒湿阻滞。

针灸处方：针刺肾、膀胱夹脊穴和委中、太溪、涌泉，留罐肾俞、大肠俞、委中。

治疗经过：治疗后疼痛消，8月4日回访：上次治疗后未再疼痛。

**按** 本案患者有肾盂肾炎病史，此次发作腰痛伴肾区叩痛，小便不畅，故诊断为肾绞痛。见舌暗淡苔白腻，脉沉，为寒湿阻滞，膀胱气机不利，故取肾夹脊穴、太溪、涌泉温阳化气利水，扶正调神定痛；膀胱夹脊穴、委中通利膀胱，通淋止痛。留罐肾俞、大肠俞、委中加强疏通足太阳经气。

● **案3** 郭某，男，6岁。2016年11月8日初诊。

主诉：小便不能自控6年。

现病史：家长述从婴儿时期开始尿床，到现在也未自行改善，每日夜晚均出现睡梦中排尿，夜里叫醒解小便后再次入睡还会尿床，尿色白，睡眠不安稳，纳可，精神可，面略白隐隐泛青，眼袋浮肿，体瘦，舌淡苔白，脉弱。

诊断：遗尿。

辨证：脾肾气虚，膀胱失约。

针灸处方：① 脾、肾、膀胱夹脊穴和水泉、太溪、百会（齐刺）、申脉、照海、神庭；② 天枢、水分、气海、关元、升提穴（位于头顶正中，前发际正中上 10 cm，后发际直上 16 cm 处，双耳尖连线的中点前约 2 cm 处，相当于百会穴前约 1 寸处）、照海、交信、太冲、印堂。

治疗经过：按照上述处方交替针刺使用，治疗 2 次后晚上未再出现尿床，可自行醒来解小便，患者自述"感觉自己变聪明了"，舌淡苔薄白腻，脉略弱。后继续巩固治疗，一共治疗 5 次，痊愈。

按　本案患者为 6 岁男孩，超过 5 岁还出现如此频繁的睡梦中不自主排尿，诊断为遗溺。眼袋浮肿、舌淡苔白、脉弱，为脾肾气虚，脑腑失养，神机失用，膀胱失约，故选取脾、肾、膀胱夹脊穴和水泉、太溪、气海、关元等穴健脾益肾，益气固摄，扶正调神；取升提穴、百会穴加强升阳固脱、补肾健脾之功。胡老师认为，小孩夜晚不能感受到尿意或自行醒来解小便，为阴阳营卫失调，当调阴阳。跷脉主一身之阴阳，司眼睑开合，故取照海、交信、申脉等跷脉的交会穴；同时加以调情志穴位如太冲、印堂、神庭等穴加强调神醒脑之功，使神明充沛，神机健利，又可缓解因长期尿床或家庭原因所致的情绪异常，但小儿一般不可过度行针。

● **案 4**　王某，女，43 岁。2017 年 11 月 5 日初诊。

主诉：小便频 20 余年，近期加重，伴下腹部、腰部、尿道胀痛 7 个月。

现病史：自述 20 岁左右（大学时期）常因打游戏而久坐憋尿，后来逐渐出现尿频。7 个月前尿频突然加重，且伴有下腹胀痛、排尿时尿道胀痛，服过中药和西药（均不详）后自觉无好转，遂来诊。现症见每日白日尿频达 10 多次，有尿欲但尿而无尿，排尿时尿道胀痛明显，下腹胀痛，腰酸痛，情绪焦虑，眠可，纳可，二便可，舌小色红苔黄腻，脉沉细。

诊断：淋证。

辨证：肾虚肝郁，湿热下注。

针灸处方：① 脾到膀胱夹脊穴、百会（齐刺）、申脉、委中；② 百会、神庭、印堂、颊车、四关、照海、气海、中极、天枢、水道、下脘、孔最。

治疗经过：按照上述处方交替针刺使用，治疗 3 次后小便次数明显减少，尿道胀痛减轻大半，下腹胀痛、腰酸痛减轻。继续治疗 12 次后小腹胀痛、腰胀痛、排尿疼痛皆消失，小便频率基本如常。

按　本案患者尿频尿痛，舌红苔黄腻，为膀胱湿热下注；病久则肾阴虚，腰酸痛愈加明显，但欲尿而无尿，为情志不畅导致的感觉异常。诊断为肾虚肝郁、湿热下注的淋证，故取脾、肾、气海、关元夹脊穴和气海、照海等健脾补肾；百会、神庭、印堂、颊车、四关、申脉等情志穴疏肝解郁，宁心安神；胃、三焦、大小肠、膀胱夹脊穴和中极、天枢、水道、下脘、委中清热祛湿，通利水道；肺魄主司感觉，故取肺经郄穴孔最，消除疼痛及欲尿感。诸穴共用，共奏扶正调神之功。

● **案5**　余某，女，53岁。2018年12月13日初诊。

主诉：月经量多6日。

现病史：孕5产1，自述11月7日至今已两次月经来潮，第一次11月7日至12月1日，第二次12月7日至今。现月经量多，不见减少，色鲜红，无血块，腰骶部酸痛，略乏力头昏，面色白，舌体胖暗淡苔薄白，脉弱。

诊断：崩漏。

辨证：脾肾气虚。

针灸处方：百会、升提穴、肾夹脊穴、脾夹脊穴、涌泉。

治疗经过：齐刺百会，针刺升提穴、肾夹脊穴、脾夹脊穴；悬灸涌泉。治疗2次，月经于15日结束。

　**按**　本案患者月经量大，持续时间长，诊断为崩漏。见腰骶部酸痛，乏力头晕，面色白，舌暗淡，脉弱，辨证为脾肾气虚。崩漏的治疗原则是塞流、澄源、复旧，此时正在月经期间，当先塞流，故用肾、脾夹脊穴益气摄血，配百会、升提穴、涌泉升提阳气，共奏益气摄血之功。

● **案6**　黄某，女，33岁。2017年1月15日初诊。

主诉：连续流产3次。

现病史：孕3产0，既往流产3次，患贝赫切综合征、甲状腺功能减退症，因想要成功怀孕来就诊。现月经量少，色正常，无血块，经行乳房胀痛，白带少，夜潮热，手足心热，阴部有溃疡、瘙痒，胁肋部有少许红疹，有时不欲与人交流，纳差，腹胀，打嗝，口干，二便可，唇色暗淡，舌淡苔白薄腻，脉尺弱寸关大。

诊断：滑胎。

辨证：阴虚夹湿，肝郁脾虚。

针灸处方：① 肝、脾、肾、关元夹脊穴，三阴交、支沟、合谷；② 天枢、大横、水道、中脘、气海、关元、子宫穴、足三里、阴陵泉、太溪、太冲等。

治疗经过：按照上述处方交替针刺使用，每周3次。治疗3个月诸症皆消，遂回家备孕。于2017年7月24日回访患者已孕13周，2018年3月21回访已成功生产一女。

按 本案患者既往无明显外因流产 3 次，诊断为滑胎。月经量少，白带少，夜潮热，手足心热，脉尺弱，均为肾阴虚火旺之像；阴部有溃疡、瘙痒，胁肋部有红疹，为阴虚夹湿；乳房胀痛，不予与人语，为肝气郁结；肝气乘脾则见纳差，腹胀。辨证为阴虚夹湿，肝郁脾虚。治宜滋补肾阴，清热除湿，疏肝健脾。故取肝、脾、肾、关元夹脊穴和三阴交或中脘、气海、关元、子宫穴、足三里、太溪、太冲疏肝解郁，健脾祛湿，补肾填精，扶正调神；支沟、天枢、大横、水道、阴陵泉等清热利湿止痒。

## （五）颈 2~骶 4 夹脊穴治疗涉及多经络、脏腑、部位的疾病

根据各夹脊穴所属脏腑与脊神经分布，各节段夹脊穴均有其特殊的主治部位与疾病，胡老师认为夹脊穴所连成的通路亦可视为单独的经脉，可以调补元气，且夹脊穴通过经络与各脏腑相通，针刺夹脊穴则可令全身气血流通，阴阳调和，脏腑功能活动协调，故可治疗涉及多经络、脏腑、部位病变的各种疾病，如中风、强直性脊柱炎、风湿性关节炎、脊髓炎、痛症、痿证等和某些恶性消耗性疾病如肿瘤、艾滋病，以及情志疾病与各种感觉运动障碍疾病。

胡老师在调补元气和全身调理时常用盘龙针法针刺夹脊穴，一般不留针；治疗脊神经所支配区域的感觉运动障碍则使用相应夹脊穴，如下肢肢体麻木或疼痛则选取腰骶段相应夹脊穴，背部疼痛或感觉障碍选胸段相应夹脊穴；治疗情志疾病多辨证使用五脏夹脊穴、厥阴夹脊穴、膈夹脊穴等；治疗各种痛症尤其是顽固性疼痛，在常规循经治疗之外，取心、肺、膈、厥阴夹脊穴以灸之，加强气血运行，通经活络止痛。

- **案 1** 母某，男，45 岁。2019 年 3 月 2 日初诊。

主诉：背胸部疼痛伴麻木感 1 年余。

现病史：1 年前开始背中部酸痛，后逐渐开始加重，经服药与治疗（不详）后无好转。现背中间及两侧胸 3~10 撕裂样疼痛，时酸痛，每日晨起后背部正中与右侧出现明显麻木感，左侧略轻，夜间无疼痛与麻木感，纳可，眠可，二便调，体瘦，舌红苔白腻，脉沉微弦。

诊断：痹证。

辨证：湿瘀阻滞。

针灸处方：胸 3~10 夹脊穴和委中、昆仑、后溪。

治疗经过：隔日 1 次，针刺治疗 8 次后诸症皆愈，后未发。

**按** 本案患者中医诊断为痹证。撕裂样疼痛，时酸痛，局部麻木感，可辨为湿瘀阻滞。背部胸3~10水平区域疼痛，故在局部使用盘龙针法针刺夹脊穴，祛湿通络止痛。麻木是由于湿邪瘀阻经络、失于濡养所致，针刺夹脊穴亦可理气通络，促进气血运行，濡养机体，而胸4、胸5、胸9、胸10夹脊穴调神作用较强，可宁神定痛。委中、昆仑为循经远端取穴，可加强活血通络作用。疼痛在背部，背为阳，由湿邪瘀阻、阳气运行不畅所致，故取督脉交会穴后溪通阳化湿。胡老师以扶正调神为原则制订此方，收效甚好。

● **案2** 陈某，男，36岁。2018年7月8日初诊。

主诉：背部僵硬2年余。

现病史：2年前出现背部僵硬后，逐渐加重，在某院诊断为强直性脊柱炎。现后仰时背部僵硬疼痛，向前弯腰不超过30°，颈部僵硬，触其脊柱各棘突间区分不明显，脊柱两侧肌肉僵硬板直，双侧肩关节、肘关节略僵硬疼痛，晚上背部肌肉酸痛，偶尔被痛醒，纳可，大便溏，舌淡苔白腻厚，脉滑。

诊断：痹证。

辨证：寒湿痹阻。

针灸处方：① 颈2~骶4夹脊穴盘龙针刺（留针）；② 督脉排刺交替使用；③ 膀胱经第1侧线穴位排刺。此为3组主穴，每次选用1~2组，交替使用。配后溪、阴陵泉、阳陵泉、太溪、百会，火龙灸或背部走罐交替使用。

治疗经过：每周3次，10次1个疗程。治疗2个疗程后背部僵硬基本消失，活动无受限，自觉身体轻快了。

**按** 强直性脊柱炎是风湿免疫疾病，可涉及所有脊柱、骶髂关节和外周关节，严重者可致残，西医目前暂缺针对性药物和治疗方法，此病归属于中医学"痹证"范畴，肌痹与骨痹兼见，病机多为气虚血弱，无力运化痰湿，气血运行不畅或阳气虚弱，寒湿内侵，导致痹阻经络、肌肉，是全身性疾病，治宜温阳祛湿、温经通络止痛。夹脊穴紧邻脊柱，既为局部取穴以疏经活络，又有调多经多脏腑的功能，可通过诸如心、脾夹脊穴健脾益气养血；肾夹脊穴温肾助阳，化气利水；肺、三焦、大肠、膀胱夹脊穴祛风除湿，疏经通络。督脉与脊柱相合，可提升阳气与疏通背部气血，故与夹脊穴交替作为主穴使用。本案患者除了脊柱关节活动不利外，背部肌肉亦僵硬，同时取膀胱经第1侧线穴位排刺治肌痹。且夹脊穴、督脉、足太阳经具有温阳益气、养血安神的扶正调神作用，可使患者神机健运，神调则气顺，气血津液流畅，体健神明，邪气皆祛。因痹证日久，邪气稽留，损伤正气，故加用火龙灸温阳散寒、温通气血、通络开痹，加背部走罐散寒祛湿、活血通络，两者交替使用可达扶正祛邪之功。但此病是免疫性疾病，缠绵反复，后期建议患者定期调理，避免复发。

● **案3**　谭某，女，46 岁。2019 年 6 月 5 日初诊。

主诉：不能自行排尿 1 个月余。

现病史：2019 年 4 月 7 日行宫颈癌全切手术，5 月 31 日拔导尿管后无法自主排尿，至今均需使用导尿管才能正常排尿，尿多时小腹胀痛，排尿后消失，易感疲乏，纳眠可，大便可，舌胀暗淡边淡紫，脉弦。

诊断：癃闭。

辨证：湿浊阻塞。

针灸处方：① 肾、膀胱夹脊穴和百会、支沟、经渠、复溜、地机；② 天枢、大横、腹结、水分、中极、利尿穴、经渠、复溜、地机、太冲。

治疗经过：按上述处方交替针刺使用，可加悬灸肾俞、关元俞、气海等，治疗 6 次后可自行小便。

按　本案患者术后无法自主排尿 1 个月余，诊断为癃闭，是术后经络受损，气血瘀阻，气机不畅，湿邪停聚，膀胱气机不利所致，故见舌胀暗淡边淡紫，脉弦，治宜温阳化气利水。治疗癃闭先治标，选用肾、膀胱夹脊穴和支沟、复溜、地机、天枢、大横、腹结、水分、中极、利尿穴、太冲温肾利水，通利膀胱；用肺经经渠宣肺利水，为提壶揭盖法；下窍不通，是神机失运，肾、膀胱夹脊穴与经渠还可调节情志，使神机得运，醒脑开窍；后治本，加灸肾俞、关元俞、气海等穴温阳益气利湿，刺激膀胱收缩。诸穴合以扶正祛邪调神，促使其功能恢复。

（冯晓茜　整理）

# 第三讲

水热穴的临床应用

胡玲香老师提出，"水俞"五十七穴与"热俞"五十九穴是《黄帝内经》成书时期的一种重要的类穴，其构思非常精妙，是我们值得重视的两组用穴，一个是阴的代表，一个是阳的代表。在分布部位上，水俞全部在身半以下，热俞在身半以上为多，尤其集中于头项部；体现了阴证取阴位之穴、阳证取阳位之穴的思想。

# 一、水穴的临床应用

水穴，又称"水俞""肾俞"，是《黄帝内经》记载用于治疗水肿的一组用穴，是为数不多的针灸成方之一。《素问·气穴论篇》提出："脏俞五十穴，腑俞七十二穴，热俞五十九穴，水俞五十七穴。"《素问·骨空论篇》《素问·水热穴论篇》《灵枢·四时气》等处对其具体的部位和功效进行了详细的描述。水穴整组穴位的分布主要在人体的下半部，涉及的经脉和脏腑多为阴经、阴脏，具有温肾培元、强健腰膝、促进运化、利水渗湿的功效，对于肾阳亏虚、水湿失运为基本病机的"水病"具有较好的疗效。临床上亦有应用水穴改善胰岛素抵抗和治疗单纯性肥胖症、卵巢功能紊乱、肝硬化腹水等疾病的相关研究文献报道，治疗方法有针刺、埋线、点穴等。胡老师在针灸临床上经常使用水穴治疗代谢性疾病，并取得良好的疗效。

## （一）组成和功效

### 1. 组成

《黄帝内经》对五十七穴的记载主要是部位的描述，并没有具体腧穴名称，如《素问·骨空论篇》曰："水俞五十七穴者：尻上五行，行五；伏兔上两行，行五；左右各一行，行五；踝上各一行，行六穴。"《素问·水热穴论篇》曰："帝曰：水俞五十七处者，是何主也？岐伯曰：肾俞五十七穴，积阴之所聚也，水所从出入也。尻上五行、行五者，此肾俞。故水病下为胕肿大腹，上为喘呼、不得卧者，标本俱病。故肺为喘呼，肾为水肿，肺为逆不得卧，分为相输。俱受者，水气之所留也。伏兔上各二行、行五者，此肾之街也。三阴之所交结于脚也。踝上各一行、行六者，此肾脉之下行也，名曰太冲。凡五十七穴者，皆脏之阴络，水之所客也。"

根据《黄帝内经》描述的部位，历代医家都有注解。王冰认为，"肾之街"是指足少阴肾与足阳明胃经腧穴；"伏兔上"应指腹部。明代医家马莳、吴崑、张介宾与王冰之注的观点相同。《重广补注黄帝内经素问》王冰注原文："《经》所谓五十七者，然尻上五行行五，则背脊当中行，督脉气所发者，脊中、悬枢、命门、腰俞、长强当其处也；次夹督脉两旁，足太阳脉气所发者，有大肠俞、小肠俞、膀胱俞、中膂内俞、白环俞当其处也；又次外夹两旁，足太阳脉气所发者，有胃仓、肓门、志室、胞肓、秩边当其处也。伏兔上各二行行五者，腹部正中夹任脉两旁，冲脉足少阴之会者，有中注、四满、气穴、大赫、横骨当其处也；次夹冲脉、足少阴两旁，足阳明脉气所发者，有外陵、大巨、水道、归来、气街当其处也。踝上各一行行六者，足内踝之上有足少阴、阴跷脉并循腘上行，足少阴脉有太冲、复溜、阴谷三穴，阴跷脉有照海、交信、筑宾三穴。"

关于"伏兔上"，也有医家持不同的观点，如高士宗在《素问直解》云："伏兔上，两腿伏兔穴也。和二行行五，并伏兔之穴，在内旁两行，其一有血海、阴陵泉、地机、筑宾、交信五穴；其一有阴包、曲泉、膝关、中都、蠡沟五穴。"认为"伏兔上"指的就是伏兔穴所在之处。张志聪则在集注中提及："各二行者，谓少阴之大络与少阴之经，左右各二，共四行也。'行五者'，谓少阴经之阴谷、筑宾、交信、复溜及三阴之所交结之三阴交穴也。"又言："'上'，谓在伏兔上，非上下之上也。"也认同"伏兔上"即伏兔穴。

"踝上各一行、行六者"。张介宾注言："行六穴，则大钟、照海、复溜、交信、筑宾、阴谷是也，左右共十二穴。肾之大络，并冲脉下行于足，合而盛大，故曰太冲。"与王冰注的"六穴"差异就在于：大钟，而非太冲穴。

胡老师更赞同王冰注"水俞五十七穴"，在临床上将水穴分为三组。

（1）"尻上五行，行五"主要在腰背部，督脉一行，两旁膀胱经各两行，每行5个穴，共25穴（表3-1）。单穴：脊中、悬枢、命门、腰俞、长强；双穴：大肠俞、小肠俞、膀胱俞、中膂俞、白环俞；胃仓、肓门、志室、胞肓、秩边。

表 3-1　水穴背部组穴表

| 序号 | 督脉（单穴） | 膀胱经第1侧线（双穴） | 膀胱经第2侧线（双穴） |
|---|---|---|---|
| 1 | 脊中 | 大肠俞 | 胃仓 |
| 2 | 悬枢 | 小肠俞 | 肓门 |
| 3 | 命门 | 膀胱俞 | 志室 |
| 4 | 腰俞 | 中膂俞 | 胞肓 |
| 5 | 长强 | 白环俞 | 秩边 |

（2）"伏兔上各二行、行五者"主要在下腹部，分别指的是中注、四满、气穴、大赫、横骨和外陵、大巨、水道、归来、气街，均为双穴，共4行，每行5个穴，共20穴（表3-2）。

表3-2　水穴腹部组穴表

| 序号 | 肾经（双穴） | 胃经（双穴） |
|---|---|---|
| 1 | 中注 | 外陵 |
| 2 | 四满 | 大巨 |
| 3 | 气穴 | 水道 |
| 4 | 大赫 | 归来 |
| 5 | 横骨 | 气街 |

（3）"踝上各一行、行六者"，即太冲（或大钟）、照海、复溜、交信、筑宾、阴谷，左右共12穴。

2. 功效

正如《素问·水热穴论篇》所言"肾俞五十七穴，积阴之所聚也，水所从出入也。"胡老师认为，肾主水，57个"水俞穴"也可称为"肾俞穴"，皆处于阴气积聚的地方，也是水液出入的地方。具体说来，背部25穴，腹部20穴，这是肾脉所通行的道路；小腿12穴，是足三阴经交于脚上的部位，是肾脉下行的穴位。以上57个穴位，皆是阴脏、阴经所行的地方，也是水气停留之处，故能治疗水气病。临床上常用于治疗水肿病，腹部隆起，喘而气紧，不能平卧等，多为肺肾标本皆病，两脏互相影响，若水气停留在皮肤则发生水肿，包括肥胖症在内的疾病。

## （二）临床治验

1. "胡氏水穴"疗法治疗单纯性肥胖症72例临床观察

胡老师团队在2000年—2004年6月期间，采用水穴治疗单纯性肥胖症72例，均来自成都中医药大学附属医院针灸科门诊。其中，男性患者24名，女性患者48名；病程最短1年，最长21年，平均16年；年龄最小21岁，最大45岁，平均38岁；重度肥胖30人，中度肥胖27人，轻度肥胖15人。诊疗标准参照1992年中国中西医结合肥胖研究学术组制定的单纯性肥胖症的诊断、疗效评定标准以及2001年6月"中国人群肥胖与疾病危险"研讨会提出的标准。

针灸处方：① 横骨、大赫、气穴、四满、中注、支沟；② 大肠俞、关元俞、小肠俞、膀胱俞、白环俞、太溪。两组穴位均取双侧，交替使用。

治疗经过：以2~2.5寸30号不锈钢针，垂直进针后，前2周使用提插捻转泻法。2周后，行提插捻转平补平泻法，针感强度以患者能耐受为度。留针30分钟，留针期间行针2次。前2周每周治疗5次，2周后每周治疗3次，3个月为1个疗程。

治疗结果：针灸前后单纯性肥胖症患者自身肥胖指标的变化结果见表3-3。

表 3-3　针灸前后患者自身肥胖指标的变化

| 项　　目 | 体重/kg | 肥胖度 | 脂肪百分率/F% | 体重指数 |
|---|---|---|---|---|
| 治疗前 | 75.06±5.64 | 34.75±10.50 | 38.53±7.28 | 30.07±4.24 |
| 治疗后 | 72.27±4.29 | 28.41±10.65 | 34.54±6.43 | 28.16±4.06 |

注：1. 治疗前与治疗后相比，经统计学处理，$P<0.05$，具有显著差异。

2. 近期临床治愈16例（22.3%）；显效18例（25.0%）；有效34例（47.2%）；无效4例（5.5%）。

3. 疗效标准。近期临床痊愈：症状和体征消失，F%男性<20%，女性<30%或体重达到标准体重或略超过范围者；显效：疗程结束时，症状和体征基本消失，体重下降5 kg以上或F%下降5%以上；好转：疗程结束时，症状和体征得到改善，体重下降2 kg以上或F%下降1%以上；无效：疗程结束时，症状和体征改善不明显，体重下降少于2 kg（含2 kg）或F%下降少于1%。

**按**　胡老师在对肥胖症的研究中，整合前人的观点，提出调整水液代谢以达到减肥效果。中医学认为，肥胖多由嗜食肥甘、贪图安逸、久居湿地或情志不畅等病因导致。肥人多痰湿，痰浊虽为脾不运化所致，但痰浊属阴，归属水类，亦为肾所主。肾为先天之本，水火之根，内藏元阴元阳，维持和调节人体的水液代谢。临床观察发现，运用水穴结合太溪、支沟穴，可标本兼治，发挥针灸减肥的优势。横骨、大赫、气穴、四满、中注为肾经位于腹的穴位，是肾气输注于腹部的地方，又是水液代谢出入的道路，常为脂肪聚集之处，针之则调肾祛水；大肠俞、关元俞、小肠俞、膀胱俞、白环俞为膀胱经之背俞穴，大肠俞、小肠俞、膀胱俞通腑降浊，大肠俞、关元俞、白环俞助肾益气；支沟为三焦经的经穴，三焦经主一身之气，且经穴主喘咳寒热，也与寒饮水停有关；太溪为肾经的原穴与输穴，有补肾气扶正的作用；也可配太冲穴疏肝调神，体现"扶正调神"思想。诸穴合用，具有益肾气、调气机、助膀胱蒸腾气化、通调水道、促进水液代谢的作用，从而起到减肥的效果。

2. 毫针针刺水穴治疗单纯性肥胖症

● **案**　张某，男，58岁。2011年11月10日初诊。

主诉：体重异常增加3年余。

现病史：患者自述近3年来，平均每年体重增加5 kg，目前已达97 kg，其间自行间歇性采用运动、饮食控制，整体效果不显。平素畏寒，易倦怠乏力，腰膝酸软，身体困重，嗜睡，睡觉时鼾声大，夜尿频。查体：身高178 cm，体重97 kg，身体质量指数（BMI）30.61。既往身体康健，无慢性病史，无家族病史。现症：面色萎黄，颜面略浮肿，形体肥胖，舌白苔白腻，边有齿痕，脉濡。

辨证：脾肾阳虚，水湿内停。

针灸处方：① 中注、四满、气穴、大赫、横骨、外陵、大巨、水道、归来、气街、太冲、照海、复溜、交信、筑宾、支沟，选用双穴。② 脊中、悬枢、命门、腰俞、长强，选用单穴；大肠俞、小肠俞、膀胱俞、中膂俞、白环俞；胃仓、肓门、志室、胞肓、秩边、照海、复溜、交信、筑宾、阴谷、太溪，选用双穴。两组穴位交替使用。

治疗经过：针刺第一组穴位时患者取仰卧位，针刺第二组穴位时患者取俯卧位。留针30分钟，留针期间行针2次。治疗第2周，患者诉腰酸、倦怠乏力等症状改善，夜尿次数较前减少。12周后，患者体重88 kg，BMI 27.77。

**按** 胡老师治疗单纯性肥胖症一般将水穴分为两组，仰卧位针刺腹部穴位和俯卧位针刺背部穴位，交替使用。同时，随证加减取穴，如选用支沟与太溪。组穴多为肾与膀胱经经穴，其部位位于腰腹脐周，为人体水湿痰浊聚集的部位，所谓"积阴之所取也"，是水液代谢出入之道路。而小肠位于下腹部，针刺局部穴位能减缓肠胃的蠕动、延长饱腹感的时间，以减少食欲，达到减肥目的。另外，毫针针刺手法要采用无痛进针法，进针时动作要快，既能将针刺入皮肤，又无太大痛感；进针的深度只达到脂肪层，不到肌肉层，正所谓"气至病所"，起到化痰消脂、降脂减肥的作用，使脂肪转化为水湿，痰脂随小便而去。

3. 水穴埋线治疗单纯性肥胖症

● **案** 黎某，女，28岁。2021年11月15日初诊。

主诉：体重异常增加2年余。

现病史：患者2年前无明显诱因下出现体重增加，最重时达77 kg，其间自行运动、饮食控制、中药调理，但效果不显。平素易出虚汗，熬夜伏案工作多，易倦怠乏力，易生痤疮。带下量多，质清色透明。查体：身高158 cm，体重74 kg，BMI 29.64。既往身体康健，无慢性病史，无家族病史。现症：形体肥胖，大便黏腻，小便正常，夜寐较差，多梦易醒，舌白苔白腻，边有齿痕，脉濡滑。

辨证：脾虚湿盛证。

针灸处方：① 横骨、大赫、气穴、四满、中注、支沟；② 大肠俞、关元俞、小肠俞、膀胱俞、白环俞、太溪。两组穴位均取双侧，交替使用。

治疗经过：每次埋 1 组穴位，每周 1 次。埋线时，用蘸有碘伏的棉签对所选穴位进行消毒，操作者戴无菌手套，将羊肠线放入针管内，持针快速刺入穴位，缓慢进针，有针感后退针，将线体植入穴位内。治疗第 3 周，患者诉倦怠乏力症状改善，带下较前量少。12 周后，患者体重明显减轻，体重 68 kg，BMI 27.24。

**按**　水穴治疗单纯性肥胖症，在操作上多以毫针针刺为主。本案采用埋线法，取得较好疗效，临床上可以水穴为主，适当加减用穴。

# 二、热穴的临床应用

中医学对于热病历来非常重视，积累了丰富的治疗经验。热穴"五十九刺"即治疗热病的 59 个穴位，最早出现于《素问·刺热篇》，在《素问·刺疟篇》《素问·气穴论篇》《素问·水热穴论篇》等中也有记载。《灵枢·热病》也提到"五十九刺"，但所指穴位与《素问》多有不同。

《素问·水热穴论》对热病的认识已达到相当高的水平，尤其对热病的治疗大法有着系统论述。关于热病的针刺治疗，提出了重要的取穴原则，即多取督脉穴、阳经穴、背俞穴、井荥穴，这些宝贵的经验备受后世医家推崇，对当今临床仍具有重要的理论意义和实用价值。针刺治疗热病虽有效验，但并非所有热病都适合应用，热病在某些情况下是禁用针刺疗法的。马莳基于《灵枢》原文论述，并结合临床经验，认为热病有九种情况不可使用针刺治疗，刺之必死。因此，对于虚阳上越、脾胃衰败、精气衰竭、真阴亏耗、脏气衰微，以及热甚入髓等危证，若刺之，非但不能驱邪外出、益气扶正，反而会使真气外泄，正气更亏，故不可妄行针刺，以免犯虚虚实实之诫。关于热病是否可以使用灸法，自古以来一直存在争论，胡老师认为灸法既有补泻，何来热证不可灸之理。灸能泻实，这为"热证可灸"的观点奠定了理论基础。

胡老师在针灸临床上经常使用热穴治疗痹证热痛、感冒发热和女性更年期潮热等疾病，并取得良好的疗效。

## （一）组成和功效

### 1. 组成

关于热穴的部位，《灵枢·热病》所选腧穴的部位突出的是阳的性质；《素问·水热穴论篇》在总体上重视头部穴，同时突出躯干部用穴。《素问·刺热篇》将位于背部近于内脏而治内脏之热的腧穴称"热病气穴"。

（1）《素问》五十九俞

《素问·水热穴论篇》："帝曰：夫子言治热病五十九俞，余论其意，未能领别其处，愿闻其处，因闻其意。岐伯曰：头上五行、行五者，以越诸阳之热逆也。大杼、膺俞、缺盆、背俞，此八者，以泻胸中之热也。气街、三里、巨虚上下廉，此八者，以泻胃中之热也。云门、髃骨、委中、髓空，此八者，以泻四肢之热也。五脏俞傍五，此十者，以泻五脏之热也。凡此五十九穴者，皆热之左右也。帝曰：人伤于寒而传为热，何也？岐伯曰：夫寒盛，则生热也。"

本篇经文所论述的"治热病五十九俞"，取穴都是在热邪所在部位附近，属"经脉所过"之"循经取穴法"，以达行气血、调阴阳、通经络之效。其病因为人体感受寒邪，因寒气盛极，郁而发热。分而言之如下。

1）泻诸阳之热逆，即阳热头穴方：取头上正中督脉循行线上之上星、囟会、前顶、百会、后顶五穴；头部足太阳膀胱经循行线上之五处、承光、通天、络却、玉枕五穴，左右共十穴；头部足少阳胆经循行线上之头临泣、目窗、正营、承灵、脑空五穴，左右共十穴，共二十五穴。

2）泻胸中之热，即胸热刺方：取足太阳经之大杼、手太阴经之中府（膺俞）、足阳明经之缺盆、足太阳经之肺俞（背俞）。左右共八穴。

3）泻胃中之热，即阳明胃热刺方：取足阳明经之气冲（气街）、足三里、上巨虚、下巨虚（或上廉、下廉）四穴。左右共八穴。

4）泻四肢之热，即四肢热刺方：手太阴经之云门、手阳明经之肩髃（髃骨）、足太阳经之委中、足少阳经之绝骨（髓空）四穴，左右共八穴。

5）泻五脏之热，即五脏热刺方："五脏俞傍五"：肺俞旁之魄户、心俞旁之神堂、肝俞旁之魂门、脾俞旁之意舍、肾俞旁之志室，左右共十穴。

合而言之，若病甚者，据《素问·刺热篇》法为五十九刺。

（2）《灵枢》五十九刺

《灵枢·热病》："所谓五十九刺者，两手外内侧各三，凡十二痏；五指间各一，凡八痏，足亦如是；头入发一寸傍三分各三，凡六痏；更入发三寸边五，凡十痏；耳前后口下者各一，项中一，凡六痏；巅上一，囟会一，发际一，廉泉一，风池二，天柱二。"

本篇经文所论述的"五十九刺"，对穴位定位历代诸医家也存在争议之处，目前较为认可的观点如下。

1）两手外内侧各三，凡十二痏：两手内侧有手太阴肺经之井穴少商，手少阴心经之井穴少冲，手厥阴心包络之井穴中冲，左右各三，计六穴；外侧有手阳明大肠经之井穴商阳，手太阳小肠经之井穴少泽，手少阳三焦经之井穴关冲，左右各三，计六穴。两手内外各三，共十二穴。

2）五指间各一，凡八痏，足亦如是：各指间各一，即每指每三节尽处缝间，计四处，左右共有八处，足亦有八处，即后溪、中渚、三间、少府、束骨、足临泣、陷谷、太白，计十六处。

3）入发一寸傍三分各三，凡六痏：入发际一寸之上星穴旁三处，即足太阳膀胱经之五处，承光，通天，两旁各三，共六穴。

4）更入发三寸边五，凡十痏：入发际三寸旁边五处，即足少阳胆经之头临泣、目窗、正营、承灵、脑空五穴，左右共十穴。

5）耳前后口下者各一，项中一，凡六痏：耳前听会穴，耳后完骨穴，左右二穴，口下承浆，项中大椎，凡此共六穴。

6）巅上一，囟会一，发际一，廉泉一，风池二，天柱二：巅上一为百会；囟会；发际一，即前发际之神庭，后发际之风府；廉泉，风池，天柱，共计九穴。

（3）"素问五十九俞"与"灵枢五十九刺"的区别：两篇古籍中所涉及的穴位均有 59 个穴位，其中相同的有 18 个穴位，其余 82 个穴位则不尽相同，现归纳如下。

1）相同的 18 个穴位：督脉——百会、囟会；膀胱经——五处、承光、通天；胆经——头临泣、目窗、正营、承灵、脑空。

2）不同的 82 个穴位：《素问》——上星、前顶、后顶、络却、玉枕、大杼、中府（膺俞）、缺盆、风门（背俞）、气街、足三里、上巨虚、下巨虚、云门、髃骨、委中、髓空、魄户、神堂、魂门、意舍、志室；《灵枢》——神庭、风府、听会、完骨、承浆、哑门、廉泉、风池、天柱、商阳、关冲、少泽、少商、中冲、少冲、后溪、中渚、三间、少府、束骨、足临泣、陷谷、太白。

胡老师认为，应该重视两处经文中共提到的 100 个穴位，虽不尽相同，但均为治疗热病的要穴，这是它们的共同点，尤其是相同的 18 个穴位均在头部，能泻诸阳上逆之热。《素问》中提及的穴位多位于病变局部，以疏导气血、泻除热邪为关键。可随邪所在而取穴，邪热在头则取头穴，邪热在胸则取胸背穴，更偏向于泻热之标。而《灵枢》中的穴位则多由肢体远端穴和头部腧穴组成，不随病邪所在而取穴。因阳热之邪易犯人体上部，侵入体阳经，其总的治疗原则是"热病先起于阳，后入于阴者，先取其阳，后取其阴，浮而取之"。又因"头为诸阳之会""清阳实四肢"，故在头部和四肢针刺是针对病因的治疗方法，以浅刺疾出、泻热解表为关键，偏重于泻热之本，这是它们不同之处。此外，有学者认为"灵枢五十九刺"所属经络较多，更适用于六经辨证的伤寒病。"素问五十九俞"按发病部位施治，更适用于三焦辨证的温热病。但是，两者所起的作用别无二致，如张介宾所说："皆热俞也，均不可废。凡刺者，当总奉两篇议，各随其宜，而取用之，庶乎尽刺热之善也。"在临床上配用，可取长补短，扩大疗效，起到标本兼治、泄热存阴的功效。

2. 功效

胡老师认为，相对治疗水病的五十七穴来说，治热病的五十九穴多位于体表阳位，乃古人治疗热病实践经验的总结。对于热病的治疗，多用井穴、荥穴，能发汗解表，泻除亢盛的阳热之邪；多用阳经热穴，可阻止热邪的进一步深入，以免热邪伤阴；重用头部热穴，不但能泻除头首热邪，还能泻热止痉，开窍醒神，治疗热病头痛、神昏、抽搐、口噤等紧急症状，进而达到标本同治、保护脑神的目的。另外，100 个热穴中上星、风府、承浆、少商是"鬼穴"；魄户、神堂、魂门、意舍、志室为膀胱经背部第 2 侧线上的腧穴，均具有调节情志的作用（具体内容见第八讲）。

## （二）临床治验

1. 针刺热穴治疗痛风痹证

● **案**　张某，男，54 岁。2018 年 3 月 12 日初诊。

主诉：患者右踝及右足第 1 跖趾关节红肿灼痛 3 日。

现病史：患者 3 日前早晨，无明显诱因出现右踝及右足第 1 跖趾关节红肿灼痛，行走明显受限，夜间痛甚，难以入睡。2 日前曾到某医院确诊为急性痛风性关节炎，服西药治疗后，疼痛无明显好转，经人介绍遂来我院针灸科就诊。查体：T：36.6℃，右足第 1 跖趾关节及全足背部明显红肿，右踝及右足第 1 跖趾关节皮肤红肿灼热，疼痛剧烈不能触碰。舌质红，苔黄腻，脉细弦。实验室检查：血尿酸增高。

辨证：湿热蕴结。

针灸处方：双侧三阴交、血海，右侧太溪、解溪、昆仑、申脉、隐白、太冲、公孙、足三里、太白、委中、绝骨。

治疗经过：针刺，平补平泻，出针时不按压针孔，或摇大针孔出针。针刺每日 1 次，10 次为 1 个疗程。治疗 2 次后，局部红肿、疼痛明显缓解。连续治疗 2 个疗程，局部症状消失，实验室检查血尿酸正常。

按　急性痛风性关节炎归属于中医学"痹证""痛风""白虎历节"等范畴，运用针刺治疗具有一定的临床疗效。胡老师认为，痹证主要由人体正气不足，脾肾功能失调，湿浊、热毒、痰瘀阻滞关节所致。脾失健运，肾乏气化，痰湿内生，郁而化热；留滞经络，痹阻骨节，血行失畅，不通则痛。其急性发作常由饮食失宜，过食肥甘厚味，湿热内蕴，日久化热所致。三阴交穴为足三阴经之交会处，有调理肝脾肾、清热利湿的作用；血海活血化瘀，泻热排浊；配合关节局部穴位，直达病所。本案患者病位在足大趾及趾骨部位者，取患侧隐白、太冲、公孙、太白，踝部取患侧太溪、解溪、昆仑。泻四肢之热，取足太阳经之委中、足少阳经之髓空、足太阴脾经之太白穴，也为热穴之一。太溪、公孙、足三里补益先后天之脾肾以扶正，太冲疏肝调神，鬼穴申脉亦有调神之作用，体现胡老师"扶正调神"思想。另外，在针刺时，平补平泻，出针不按，或者摇大针孔出针，具泻热解毒、清热利湿、祛瘀通络之效。

## 2. 针刺热穴治疗咽喉肿痛

● **案**　孙某，男，14 岁。2016 年 4 月 23 日初诊。

主诉：咽痛 2 日，发热 1 日。

现病史：患者 2 日前因受凉后出现恶寒、鼻塞流涕、咽喉疼痛，昨天出现发热，测体温达 37.5℃。检查见咽部明显充血，扁桃体肿大，表面有黄色点状渗出物，颌下淋巴结肿大、压痛，肺部无异常体征。舌质红，苔薄，脉浮数。因不想吃药，遂来我院针灸科就诊。

辨证：风热外袭，肺胃热盛。

针灸处方：风池、大杼、廉泉、鱼际、中渚、列缺，少商穴点刺放血。

治疗经过：穴位常规消毒，压手拇、示指捏紧患者拇指指间关节处，刺手用一次性采血针快速点刺少商穴，挤出血液 3～5 滴为度。余穴针刺，平补平泻，出针不按或摇大针孔。每日 1 次，3 次为 1 个疗程。治疗当日，患者热退，咽喉红肿、疼痛明显缓解。连续治疗 2 个疗程，诸症缓解。

按　胡老师认为，咽喉为手太阴肺经循行所过之处，"经络所过，主治所及"。少商是手太阴肺经的井穴，为肺经脉气所发之处，少商点刺放血不仅能泻热，还能活血化瘀、通络止痛。风池、大杼、廉泉、中渚均为热穴，具有疏风清热之效。鱼际为肺经荥穴，列缺为肺经络穴，廉泉在咽喉局部，对清解肺热、利咽消肿具有直接的作用。

3. 针灸热穴治疗女性更年期潮热

● **案** 冯某，女，46岁。2018年7月12日初诊。

主诉：停经半年，伴潮热、盗汗。

现病史：患者因工作繁忙，经常熬夜，出现月经停经半年，潮热、盗汗，胸闷，心烦，腰酸痛，大便溏，小便可，夜寐尚可。末次月经2018年1月20日。查体：面色红，舌红，苔薄，脉数。

辨证：肝肾阴虚。

针灸处方：百会、上星、足三里、足临泣、太冲、合谷、太溪、三阴交、内关、公孙、神阙、天枢、子宫、气海、关元、膈俞、肝俞、脾俞、肾俞、次髎。

治疗经过：针刺，平补平泻，留针30分钟；艾灸神阙穴30分钟。针灸3次后，患者月经来潮。针灸10次后，患者恢复正常月经周期。

**按** 女性围绝经期综合征是指女性在育龄期过渡到老年期时，由于卵巢功能衰退直至消失，引起内分泌失调和自主神经功能紊乱而导致的一系列临床症状，中医称之为"经断前后诸证"。《素问·上古天真论篇》云："七七任脉虚，太冲脉衰少，天癸竭，地道不通，故形坏而无子也。"因此，本案以太溪、三阴交、内关、公孙、天枢、子宫、气海、关元、膈俞、肝俞、脾俞、肾俞、次髎调补肝、脾、肾以扶正，太冲、合谷"开四关"以调神，百会、上星、足三里、足临泣等热穴以清潮热之症。胡老师认为，神阙穴运用灸法具有培补元阳、养生延年的作用，可治疗各类虚寒性疾病，涉及现代消化系统、免疫系统、生殖系统、神经系统及儿科等疾病，效果显著。

（符 佳 吴 菲 张彩荣 整理）

## 参考文献

[1] 赵京生.热俞水俞析 [J].南京中医药大学学报，2004，20（1）：24-26.

[2] 张彩荣，郭丽霞，李季，等.基于体液分型的肥胖治疗探讨 [J].世界针灸杂志，2004（3）：49-51.

[3] 王森，黄银兰，王培艳，等.针刺水穴治疗单纯性肥胖病疗效观察 [J].针灸临床杂志，2005（10）：41-42.

[4] 李季，张彩荣，符佳，等."胡氏水穴"疗法治疗单纯性肥胖72例临床观察 [J].针灸临床杂志，2005（6）：33-34.

[5] 钱楠，张彩荣，易伟明，等.肥胖的临床辨证分型综述 [J].针灸临床杂志，2005（8）：49-50.

［6］符佳，陆志明，张彩荣，等.近年来针灸治疗肥胖病的作用机理研究概况［J］.四川中医，2007（11）：38-41.

［7］符佳，陆志明，张彩荣，等.电针改善肥胖大鼠胰岛素抵抗作用及其机制研究［J］.四川中医，2008（1）：34-36.

［8］张彩荣，符佳，陆志明，等.消脂利水法治疗水湿内蕴型单纯性肥胖患者60例临床疗效研究［J］.四川中医，2008（9）：74-75.

［9］刘晓静，李雪青."肾俞五十七穴"构建新2型糖尿病针灸治疗体系［J］.长春中医药大学学报，2014，30（5）：853-855.

［10］石佳，张国山，常小荣，等.《素问·水热穴论》学术思想探源［J］.山东中医药大学学报，2014，38（3）：215-217.

［11］丰芬，张晓舒，刘罗冀，等.水穴埋线配合饮食和运动疗法治疗单纯性肥胖症68例疗效观察［J］.中医杂志，2014，55（8）：687-690.

［12］于新捷，李雪青.从"水俞五十七处"论治胰岛素抵抗［J］.针灸临床杂志，2014，30（11）：71-73.

［13］袁楠，李雪青，石志敏.从"水俞五十七处"探讨针刺治疗肝硬化腹水的思路［J］.成都中医药大学学报，2015，38（1）：109-110，113.

［14］张学术，曹文芳，杨慧.水穴埋线联合克罗米芬治疗肥胖型多囊卵巢综合征不孕症随机对照研究［J］.成都中医药大学学报，2016，39（1）：67-70.

［15］马思宇，张阔，赵雪，等.《内经》热病五十九刺处方思路浅析［J］.辽宁中医杂志，2016，43（6）：1186-1187.

［16］李艳，陆霞，郭永娟.水穴埋线配合闪罐治疗脾虚湿阻型肥胖并发高脂血症随机对照研究［J］.吉林中医药，2017，37（12）：1279-1282.

［17］张静，陆霞，李艳，等.水穴埋线配合隔药饼灸治疗脾虚湿阻型肥胖并发高脂血症随机对照研究［J］.四川中医，2017，35（5）：189-192.

［18］倪振英，陆霞，郭永娟，等.针刺肾俞五十七穴配合闪罐法治疗肝郁脾虚型肥胖并发高脂血症104例［J］.山东中医药大学学报，2017，41（4）：352-354.

［19］熊炜.以水穴为主穴针刺治疗脾虚湿阻型单纯性肥胖的临床研究［J］.世界最新医学信息文摘，2018，18（92）：132，134.

［20］张文静，任媛媛."肾俞五十七穴"穴位埋线治疗脾肾两虚型肥胖症60例［J］.陕西中医药大学学报，2018，41（5）：58-61.

［21］李雪青，王金艳，孙薇，等.针刺肾俞五十七穴防治糖尿病胰岛素抵抗的

临床研究 [J].中医药学报，2018，46（1）：90‒93.

[22] 费亚军，费璇.水穴电针治疗非酒精性脂肪肝的疗效观察及对肝脏 CT 值的影响 [J].成都中医药大学学报，2018，41（2）：56‒59.

[23] 费亚军，费璇.肾俞五十七穴电针治疗非酒精性脂肪肝的疗效及对肝脏 CT 值的影响 [J].针灸临床杂志，2018，34（3）：58‒61.

[24] 李宝，张立志，樊莉，等.《素问》水俞五十七刺处方思路探析 [J].辽宁中医杂志，2018，45（1）：53‒55.

[25] 符佳，赵凌.《内经》"水俞五十七穴"的研究进展 [J].成都中医药大学学报，2020，43（2）：60‒64.

[26] 刘啊慧，孙理军，李翠娟，等.基于《黄帝内经》探析针刺治疗热病 [J].四川中医，2023，41（1）：22‒25.

# 第四讲

五输穴的临床应用

胡玲香老师在针灸临床上倡导"扶正调神、简便验廉",尤其擅长五输穴的使用。五输穴全都在四肢肘、膝关节以下,使用安全,疗效确切,有桴鼓之应,为历代医家所重视。从现代解剖学的角度看,人体各个部位在大脑皮层投射区面积的大小与部位的功能复杂程度呈正相关。手足功能复杂,故在大脑皮层上的投射区比其他部位大得多。因此,当刺激五输穴位时对大脑皮层的影响就大,可能有影响神经递质分泌、调节的作用,从而提高疾病的治疗效果。

# 一、基 础 理 论

## 1. 五输穴来源和发展

五输穴是指肘、膝关节以下各经有五个重要的穴位,分别名为井、荥、输、经合。"五输"首见于《灵枢·九针十二原》:"经脉十二,络脉十五,凡二十七气以上下,所出为井,所溜为荥,所注为输,所行为经,所入为合,二十七气所行,皆在五输也。"但并未指出穴名和部位。在《灵枢·本输》详细列举五脏六腑井、荥、输(原)、经、合的名称和部位,唯独没有手少阴心经五输穴,至晋代皇甫谧《针灸甲乙经》补充心经五腧穴。《难经》中的《六十二难》《六十三难》《六十四难》《六十五难》《六十八难》《六十九难》《七十三难》《七十四难》八篇重点阐释了五输穴命名的含义,脉气出入的关系、阴阳属性。由此可以看出,五输穴是《难经》在《黄帝内经》的基础上做了补充与阐发,为后世医家运用奠定了理论基础。

## 2. 五输穴的概念

(1)个数:五脏五俞,五五二十五俞,六腑六俞,六六三十六俞,共61个腧穴,《针灸甲乙经》把心经五输穴补充后共六十六个,这包括六腑中的六个原穴。

(2)命名:古人把人体经气运行的过程,用自然界水流大小的不同名称来命名。

井穴:所出为井,位于手指、足趾之端。自然界的"井"比作水的源头,从此流出。在人体指经气从指(趾)端开始发生,像井里的水一样流出。

荥穴:所溜为荥,荥穴多位于掌指或趾跖关节之后。自然界的"溜"是指泉水发出后稍微或短暂停留的状态。在人体指经气发出后,在荥穴部位留止的小小水池。

输穴：所注为输，输穴多在掌指或趾跖关节后。自然界的"输"是指水流在流通过程的跨越，水流由小变到大。在人体指经气在输运过程中的转注状态，由少到多，有一种冲击感。

经穴：所行为经，经穴在腕踝关节以上。"经"在自然界比作水流变大，畅通无阻，如同水的急流状态。在人体指经气通过的地方，是经气旺盛运行的部位。

合穴：所入为合，多位于肘、膝关节关节附近。"合"在自然界如同水归大海湖泽。在人体指经气与他经汇合的地方，经气由此深入汇集，进而汇合于脏腑。

### 3. 五输穴的五行属性

在《灵枢·本输》中提到了阴经的井穴配五行属木、阳经的井穴配五行属金："肺出于少商，少商者，手大指端内侧也，为井木……心出于中冲……为井木……手太阳小肠者……出于少泽……为井金……大肠，上合手阳明，出于商阳……为井金。"所以，五输穴与五行相配，故又有"五行输"的说法。

为何阴井属木、阳井属金呢？阴井为木，五行依次相生，是木火土金水；阳井为金，五行依次相生，是金水木火土。《难经·六十四难》曰"阴井乙木，阳井庚金。阳井庚，庚者乙之刚也；阴井乙，乙者庚之柔也。乙为木，故言阴井木也；庚为金，故言阳井金也"，即"是刚柔之事也"。说明五脏为柔，六腑为刚。清代著名医家张志聪说："五脏之输出于井木者，五脏合地之五行以应生长化收藏之气，故从木火土金水而言；六腑之输出于井金者，六腑以应天之六气，六气生于阴而初于地，从秋冬而春夏，此阴阳逆顺之气也。"表明五脏合五行，始于春生，故以井木为先；六腑应六气，生于阴而始于秋，故以井金为始。

这些配伍的意义主要体现在应用阴阳五行的阴阳相互制约、五行相生相克的原理，以治疗五脏六腑的疾病，取穴用母子相生相克的理论作为原则。

### 4. 五输穴在《黄帝内经》《难经》中的运用

《灵枢·顺气一日分四时》曰："病在脏者，取之井；病变于色者，取之荥；病时间时甚者，取之输；病变于音者，取之经；经满而血者，病在胃及以饮食不节得病者，取之于合，故命曰味主合。是谓五变也。"指出了五输穴主治五变的应用纲领。疾病在五脏的，取井穴针刺；疾病显现在气色上的，取荥穴针刺；病情时轻时重的，取输穴针刺；疾病影响声音变化的，取经穴针刺，特别是在经脉盛满而有瘀血的情况下；疾病在胃以及由于饮食不加节制所致的病，取合穴针刺，因这些疾病都与食之五味有关，故称为味主合。

《灵枢·邪气藏府病形》曰："荥、输治外经，合治内腑。"《灵枢·寿夭刚柔》曰："病在阴之阴者，刺阴之荥输；病在阳之阳者，刺阳之合；病在阳之阴者，刺阴之经；病在阴之阳者，刺络脉。"说明取阴经的荥穴和输穴可治疗五脏疾病；取阳经的荥穴和输穴可治疗体表经脉疾病；取手足三阳经的络穴和六腑的合穴（下合穴）可治疗腑病；筋骨有病，应配合有关阴经的经穴一同治疗；外邪袭表或皮肤有病，浮络溢满，可以取手足三阳经的合穴以及刺络脉出血。

《灵枢·本输》曰："春取络脉诸荥大经分肉之间，甚者深取之，间者浅取之。夏取诸输孙络肌肉皮肤之上。秋取诸合，余如春法。冬取诸井诸输之分，欲深而留之。"这是讲四季的针刺手法。春天针刺时，应取浅表部位的络脉和各经荥穴以及大筋和肌肉的间隙，比较严重的疾病要深刺，轻者要浅刺。夏天针刺时，要取十二经的输穴以及肌肉、皮肤之上的浅表部位。秋天针刺时，应取十二经的合穴，深刺或浅刺与春天针刺的方法一样。冬天针刺时，应取十二经的井穴或输穴，要深刺并且留针。

《灵枢·顺气一日分为四时》曰："脏主冬，冬刺井；色主春，春刺荥；时主夏刺输；音主长夏，长夏刺经；味主秋，秋刺合。是谓五变以主五输。"意思是冬季针刺五脏的井穴；五色主春，春季针刺五脏的荥穴；五时主夏，夏季针刺五脏的腧穴；五音主长夏，长夏针刺五脏的经穴；五味主秋，秋季针刺五脏的合穴。这是五变分主五输的情况。

《难经·六十八难》曰："井主心下满，荥主身热，俞主体重节痛，经主喘咳寒热，合主逆气而泄。此五脏六腑其井、荥、俞、经、合所主病也。"这是关于五输穴的主治，虞庶注解说："井法木以应肝，脾位在心下，今邪在肝，肝乘脾，故心下满，今治之于井，不令木乘土也。荥为火以法心，肺属金，外主皮毛，今心火灼于肺金，故身热，谓邪在心也，故治之于荥，不令火乘金，则身热必愈也。输者法土应脾，今邪在土，土必刑水，水者肾，肾主骨，故病则节痛，土自病则体重，宜治于输穴。经法金应肺，今邪在经，则肺为病，得寒则咳，得热则喘（金主肺，肺主寒热也）。合法水应肾，肾气不足，伤于冲脉，则气逆而里急，肾主开窍于二阴，肾气不禁，故泄注……以上井荥输经合，法五行，应五脏，邪凑其中，故主病如是。善诊者审而形之……各依其时而调治之。"

《难经·七十四难》曰："春刺井，夏刺荥，长夏刺输，秋刺经，冬刺合。"指出四季针刺腧穴。

### 5. 子母配穴疗法

根据五行学说的生克规律，生我者为母，我生者为子，"母能令子实"

"子能令母虚"。虚者补其母，就是对某一脏的虚证，采取补其母脏、母经或母穴的方法治疗。实则泻其子，就是对某一脏的实证，采取泻其子脏、子经或子穴的方法治疗。具体有十二经本经子母穴补泻法和母子经子母补泻法两种操作方法。

（1）十二经本经子母穴补泻法

胆经：胆经属于甲木，荥穴侠溪是胆经中的水穴，属于壬水，水能生木，即胆经的母穴，虚则补其母，故侠溪能治胆经虚证；经穴阳辅是胆经的火穴，属于丙火，木能生火，即胆经的子穴，实则泻其子，故阳辅能治胆经实证。

肝经：肝经属于乙木，合穴曲泉是肝经中的水穴，属于癸水，水能生木，即肝经的母穴，虚则补其母，故曲泉能治肝经虚证；荥穴行间是肝经的火穴，属于丁火，木能生火，即肝经的子穴，实则泻其子，故行间能治肝经实证。

小肠经：小肠经属于丙火，输穴后溪是小肠经的木穴，属于甲木，木能生火，即小肠经的母穴，虚则补其母，故后溪能治小肠经的虚证；合穴小海是小肠经的土穴，属于戊土，火能生土，即小肠经的子穴，实则泻其子，故小海能治小肠经实证。

心经：心经属于丁火，井穴少冲是心经中的木穴，属于乙木，木能生火，即心经的母穴，虚则补其母，故少冲能治心经虚证（《玉龙赋》曰"心虚热壅，少冲明于济夺"）；输穴神门是心经中的土穴，属于己土，火能生土，即心经的子穴，实则泻其子，故神门能治心经实证，是治疗情志疾病及心脏病的要穴。

胃经：胃经属于戊土，经穴解溪是胃经中的火穴，属于丙火，火能生土，即胃经的母穴，虚则补其母，故解溪能治胃经虚证；厉兑是胃经的井穴，属于庚金，土能生金，即胃经的子穴，实则泻其子，故厉兑能治胃经实证。

脾经：脾经属于己土，荥穴大都是脾经中的火穴，属于丁火，火能生土，即脾经的母穴，虚则补其母，故大都能治脾经虚证；商丘是脾经的经穴，属于辛金，土能生金，即脾经的子穴，实则泻其子，故商丘能治脾经实证。

大肠经：大肠经属于庚金，合穴曲池是大肠经中的土穴，属于戊土，土能生金，即大肠经的母穴，虚则补其母，故曲池能治大肠经虚证；二间是大肠经的荥穴，属于壬水，金能生水，即大肠经子穴，实则泻其子，故二间能治大肠经实证。

肺经：肺经属于辛金，输穴太渊是肺经的土穴，属于己土，土能生金，即肺经的母穴，虚则补其母，故太渊能治肺经虚证；合穴尺泽是肺经的水穴，属于癸水，金能生水，即肺经的子穴，实则泻其子，故尺泽能治肺经实证。

膀胱经：膀胱经属于壬水，井穴至阴是膀胱经的金穴，属于庚金，金能生水，即膀胱经的母穴，虚则补其母，故至阴能治膀胱经虚证；输穴束骨是膀胱经的木穴，属于甲木，水能生木，即膀胱经的子穴，实则泻其子，故束骨能治膀胱经实证。

肾经：肾经属于壬水，经穴复溜是肾经的金穴，属于辛金，金能生水，即肾经的母穴，虚则补其母，故复溜能治肾经虚证；井穴涌泉是肾经的木穴，属于乙木，水能生木，即肾经的子穴，实则泻其子，故涌泉能治肾经实证。

三焦经：三焦经属相火，亦属于丙火，输穴中渚是三焦经的木穴，属于甲木，木能生火，即三焦经的母穴，虚则补其母，故中渚能治三焦经虚证；合穴天井是三焦经的土穴，属于戊土，火能生金，即三焦经的子穴，实则泻其子，故天井能治三焦经实证。

心包经：心包经属相火，亦属于丁火，井穴中冲是心包经的木穴，属于乙木，木能生火，即心包经的母穴，虚则补其母，故中冲能治心包经虚证；输穴大陵是心包经的土穴，属于己土，火能生土，即心包经的子穴，实则泻其子，故大陵能治心包经实证。

（2）母子经子母补泻法：具体运用时，先确定哪一经是母经，哪一经属于子经。如肝经属木，肝经的母经是肾经（属水，水生木），肾经上的水穴是阴谷穴（合穴属水），当肝经虚证时，可补肾经上的阴谷穴（阴谷穴属水，水乃木之母，补水即等于补母），即为虚（肝经，木）则补母经（肾经，水）所属经之同名五行穴（阴谷，水穴）。

如肝经属木，肝经的子经是心经（属火），心经上的火穴是少府（荥穴属火），当肝经实证时，可泻心经上的少府穴（少府是荥穴属火，木生火，泻火即是泻子），即为实（肝经，木）则泻子经（心经，火）所属经之同名五行穴（少府，火穴）。

十二经本经和母子经子母补泻具体选穴见表4－1。

表4－1　十二经本经和母子经子母补泻具体选穴

| 经　　别 | 补　泻 | 本经取穴 | 异经取穴 |
|---|---|---|---|
| 手太阴肺经 | 虚（补） | 太渊 | 太白 |
| | 实（泻） | 尺泽 | 阴谷 |
| 手少阴心经 | 虚（补） | 少冲 | 大墩 |
| | 实（泻） | 神门 | 太白 |

续　表

| 经　别 | 补　泻 | 本经取穴 | 异经取穴 |
|---|---|---|---|
| 手厥阴心包经 | 虚（补）<br>实（泻） | 中冲<br>大陵 | 大墩<br>太白 |
| 手阳明大肠经 | 虚（补）<br>实（泻） | 曲池<br>二间 | 足三里<br>足通谷 |
| 手太阳小肠 | 虚（补）<br>实（泻） | 后溪<br>小海 | 足临泣<br>足三里 |
| 手少阳三焦 | 虚（补）<br>实（泻） | 中渚<br>天井 | 足临泣<br>足三里 |
| 足太阴脾经 | 虚（补）<br>实（泻） | 大都<br>商丘 | 少府<br>经渠 |
| 足少阴肾经 | 虚（补）<br>实（泻） | 复溜<br>涌泉 | 经渠<br>大墩 |
| 足厥阴肝经 | 虚（补）<br>实（泻） | 曲泉<br>行间 | 阴谷<br>少府 |
| 足阳明胃经 | 虚（补）<br>实（泻） | 解溪<br>厉兑 | 阳谷<br>商阳 |
| 足太阳膀胱经 | 虚（补）<br>实（泻） | 至阴<br>束骨 | 商阳<br>足临泣 |
| 足少阳胆经 | 虚（补）<br>实（泻） | 侠溪<br>阳辅 | 足通谷<br>阳谷 |

# 二、临　床　治　验

- **案**　刘某，女，40 岁。2009 年 8 月 3 日初诊。

主诉：突发言语不能 3 日。

现病史：家属代为叙述，3 日前因与人激烈吵架后出现言语不能，伴心慌不适，眠差，食少，头晕头痛。在当地医院神经内科、五官科就诊，头颅 CT、MRI、心电图、血生化等相关检查未见特殊，五官科检查未见异常。查体：见运动性失语，余未见异常。现不能言语，但可以书写表达，多烦易怒，情绪异常，舌尖红，苔白腻，脉弦滑。

诊断：暴喑（肝阳上亢，痰气郁结，蒙蔽清窍）。

辨证：疏肝理气，涤痰开窍。

针灸处方：太冲、曲泉、鱼际、少商、足临泣、太溪、通里、百会、哑门、大椎。

治疗经过：鱼际、少商点刺出血，余穴针刺，每日 1 次，共 2 次。第三日，针刺太冲、曲泉、鱼际、少商、太溪、足临泣、丰隆、风府、期门。第四日，针刺窍阴、列缺、照海、哑门、风池、大椎。第五日复诊，已能简单说话。如此再针 5 次，患者表达基本恢复。

按　本案患者脉弦滑，苔白腻，平素痰湿体质，与人激烈争吵，知其为暴怒伤肝、肝阳上亢、痰气郁结、蒙蔽清窍所致。肝喜调达而恶抑郁，循喉咙的经脉是肝经和肾经，肝经"上贯膈、布胁肋，循喉咙之后"，肾经"上贯肝膈，入肺中，循喉咙，夹舌本"，患者气机闭阻，肝肾阴津不能上承而致言语不能。故选用肝经输穴太冲平肝降冲；曲泉为肝经合穴，合主逆气而泄，使肝经气血调达；鱼际、少商点刺出血，清利咽喉，且荥主身热，井主心下满，可条畅气机；胆经输穴足临泣可调和少阳枢机，肾经输穴太溪可益肾阴、滋肾津以降火；心经络穴通里可清热安神、通利喉舌，以开窍启音；百会、哑门、大椎通阳开闭宣窍。诸穴相配，共奏疏肝理气、涤痰开窍启音之效。

（黄史乐　整理）

# 第五讲

跷脉的临床应用

　　胡玲香老师在针灸临床上治疗各种疑难杂证时，经常运用到奇经八脉理论。认为八脉对人体是十分重要的，其作用是十二正经所不能代替的。如明代李时珍的《奇经八脉考》云："是故医而知乎八脉，则十二经、十五络之大旨得也；仙而知乎八脉，则虎龙升降玄牝幽微之窍妙得矣。"胡老师经常用任督二脉经穴调阴阳而治痿证，通过调理冲任二脉而治妇科疾病，尤其重视跷脉在临床上的应用。跷脉的"跷"，有"跟"和"跷捷"的含义。跷脉从下肢内外侧上行到头部，具有交通一身阴阳之气、调节肢体运动的功能，故能使下肢灵活跷捷。跷脉又入脑，交会于目内眦，与人的眼睑闭合、睡眠关系密切。因此，在临床上对眼睑开合失调、睡眠失调，以及与睡眠相关的病证都有良好的治疗作用。

# 一、循 行 特 点

## （一）阴跷脉与阳跷脉的经脉循行

　　《奇经八脉考》："阴跷者，足少阴之别脉，其脉起于跟中，足少阴然谷穴之后（然谷在内踝前下一寸陷中），同足少阴循内踝下照海穴（在内踝下五分），上内踝之上二寸，以交信为郄（交信在内踝骨上，少阴前太阴后筋骨间），直上循阴股入阴，上循胸里入缺盆，上出人迎之前，至咽咙，交贯冲脉，入颃内廉，上行属目内眦，与手足太阳、足阳明、阳跷五脉会于睛明而上行（睛明在目内眦处一分宛宛中）。凡八穴。"

　　《奇经八脉考》："阳跷者，足太阳之别脉，其脉起于跟中，出于外踝下足太阳申脉穴（在外踝下五分陷中，容爪甲白肉际）。当踝后绕跟，以仆参为本（在跟骨下陷中，拱足得之）。上外踝上三寸，以跗阳为郄（在外踝上三寸，足太阳之穴也）。直上循股外廉，循胁后髀。上会手太阳、阳维于臑俞（在肩后大骨下胛上廉陷中）。上行肩膊外廉，会手阳明于巨骨（在肩尖端上行两叉骨罅间陷中），会手阳明少阳于肩髃（在膊骨头，肩端上，两骨罅陷宛宛中，举臂取之有空）。上人迎夹口吻，会手足阳明、任脉于地仓（夹口吻旁四分，外如近下有微脉动处）。同足阳明上而行巨髎（夹鼻孔旁八分，直瞳子，平水沟），复会任脉于承泣（在目下七分，直瞳子陷中）至目内眦，与手足太阳、足阳明、阴跷五脉会于睛明穴（见阴跷下）。从睛明上行入发际，下耳后，入风池而终（风池在耳后，夹玉枕骨下发际陷中）凡二十二穴。《难经》曰：跷脉从足至目，长七尺五寸，合一丈五尺。"

由此可见，阳跷、阴跷两脉的循行，上部均与头面相联系，分别为足太阳膀胱经与足少阴肾经的支脉，起于足跟，上达头面部，同会于目，并联系于脑，与头面部联系密切。

### （二）跷脉与眼睑的两次联系及入脑

阴跷与阳跷二脉同起于跟中，其各自具体循行在《奇经八脉考》已有详述，"阴跷者……上行属目内眦，与手足太阳、足阳明、阳跷五脉会于睛明而上行"，"阳跷者……至目内眦，与手足太阳、足阳明、阴跷五脉会于睛明穴"。二跷脉至此相会后，继续"从睛明上行入发际，下耳后，入风池而终"。其实，阴阳二跷脉还有进一步的循行，即如《灵枢·寒热病》所云："足太阳有通项入于脑者，正属目本，名曰眼系……在项中两筋间。入脑乃别。阴跷、阳跷，阴阳相交……交于目锐眦。"对上述所言跷脉之循行可简括为：阴、阳跷脉分别起自照海、申脉，各自沿下肢内外侧上行，至目内眦而合，合而入脑，入脑后再分，达于目锐眦而交。

由此可以认为，跷脉与眼睑之间的联系是分两次进行。其中，阴跷脉下秉足少阴之脉气，上承阳明经于口唇鼻旁达于目下纲；阳跷脉秉足太阳之脉气上行，达于目上纲，此为第一次联系。在这次联系中，二跷脉均分别接受正经气血的渗灌达于上下眼睑，起着濡养眼睑利于其发挥开合功能的作用，而非司眼睑的开合。胡老师认为，跷脉司眼睑开合，是通过它与眼睑的第二次联系来实现的。即二跷脉于睛明合而入脑，入脑后再分，达于目锐眦。此次联系途径有脑的参与，故主要体现在司眼睑开合及主睡眠、调整相关功能两方面。

在调治眼睑开合方面，可用于重症肌无力所致的眼睑下垂以及其他原因所致的眼睑开合失常的疾患；在治疗与睡眠相关的病证方面，可扩展到夜间睡时或睡后发作的哮喘、脑梗死、心肌梗死等。另外，跷脉与眼睑的两次联系，还应包括与眼球的联系，而用于调治眼球的疾患，甚或一切眼部的疾患等的预防。

# 二、临床治验

## （一）调跷脉治眼睑开合失调病证

由于跷脉在循行过程中秉承气血，上濡眼睑而利其开合。因此，无论是外邪侵入或气血亏虚导致跷脉失调时，则可见眼闭不能睁或眼开不能合的病证。此时应首选跷脉为治。在临床上，胡老师还常选用调跷脉之法治疗面瘫所出现的眼裂增大不能闭眼者。无论是面瘫早期还是病程较长者，在常规取穴治疗效果不显时，改为调跷脉之法，往往能获速效。其具体用穴为申脉、照海、跗阳、交信同用，手法平补平泻，或可加灸。

● **案**　张某，女，57 岁。1996 年 4 月 10 日初诊。

主诉：周期性睁眼困难 2 个月。

现病史：患者 2 个月前无明显原因，突发双眼不能睁开，以手助之则睁眼如常，发作持续 2~3 日后自愈，3~4 日后再度发作，如此已形成周期，严重影响劳动与生活。经中西药物治疗（具体不详）无效后，求治于针灸。刻诊：自觉双眼干涩，完全不能自主睁眼，口干喜冷饮，大便干燥，其气臭，小便黄，舌红少津，苔少，脉沉细。

辨证：气血亏虚，跷脉失调。

针灸处方：照海、申脉、跗阳、交信。

治疗经过：上述穴位均针刺，施平补平泻手法以导其气，留针 30 分钟，每 5 分钟行针 1 次。治疗后 3 小时，患者即能半睁双眼，再过 3 小时双眼全睁，一如常时。连续治疗 5 次，未再发。后加用胸 5、7、9、14 夹脊穴，太渊、太溪、足三里、三阴交，每次选用 3~4 穴，针刺补法并加灸，以调补气血，培补其本。如是续治 9 次后结束治疗，随访 2 年，未再复发。

按　阴跷脉下秉足少阴之脉气，上承阳明经于口唇鼻旁达于目下纲；阳跷脉秉足太阳之脉气上行，达于目上纲，此为与眼的第一次联系。在这次联系中，二跷脉分别接受正经气血的渗灌达于上下眼睑，起着濡养眼睑利于其发挥开合功能的作用。因此，选择照海、申脉、跗阳、交信调跷脉之法，结合"扶正调神"针法，即选用心经太渊、肾经太溪、胃经足三里、脾经三阴交穴补先后天之气以扶正，心、肝等夹脊穴以调神。

## （二）调跷脉治睡眠障碍

跷脉入脑之后与眼睑的第二次联系可表现在司眼睑开合及主睡眠，故调跷脉可治疗失眠、嗜睡症等。关于这点，早在《灵枢》中即有详细论述。如《灵枢·口问》曰："卫气昼日行于阳，夜半行于阴……阳气尽，阴气盛，则目瞑；阴气尽而阳气盛，则寤矣。"《灵枢·大惑论》曰："阳气满则阳跷盛，不得入于阴则阴气虚，故目不瞑矣……卫气留于阴，不得行于阳。留于阴则阴气盛，阴气盛则阴跷满，不得入于阳则阳气虚，故目闭也。"此外，沈金鳌《杂病源流犀烛》指出："跷脉之剽悍，同于卫气，而皆出目眦……"所有这些论述都指出了跷脉主睡眠的功能。胡老师认为，跷脉调治睡眠障碍的失眠、嗜睡症，主要在顽固性病例上体现出来。

● **案**　何某，男，58 岁。1992 年 10 月 10 日初诊。

主诉：失眠 40 年。

现病史：患者于 40 年前，因升学考试常常熬夜苦读，渐致睡眠障碍，入睡困难且病情逐渐加重。自觉睡眠不深，易惊醒，伴心烦、心悸。间断性服用地西泮后，睡眠有所改善，但停药后再犯，且服药量日趋加大。因恐长期、大量服药的毒副作用，经人介绍求治于胡老师。

辨证：心肾不交，跷脉失调。

针灸处方：① 神门、内关、百会、太溪；② 照海、申脉、跗阳、交信。

治疗经过：先按"心肾不交"调治，穴选神门、内关、百会、太溪针刺，每日 1 次，经 10 次后，除心烦、心悸有所减轻外，睡眠改善不显。改用调跷脉为治，穴取照海、申脉、跗阳、交信针刺，平补平泻，加灸。治疗后，当晚即很快入睡，且程度比以前加深。连续治疗 5 次后，诸症尽除，且不需要服用地西泮亦能正常睡眠。后每周治疗 1~3 次，共计 20 次。随访 6 年无复发。

**按**　胡老师临床观察发现，跷脉失调所致失眠的特点是：① 入睡困难，阴不入阳。② 一旦入睡（无兼证的情况下），可正常睡眠。③ 次日正常醒来，无异常；次日被动醒来，睡意绵绵。④ 无兼证的情况下，无口干舌燥。⑤ 任何年龄都可以发生。胡老师认为，引起跷脉失调的原因：① 地方差异引起的睡眠差异。② 娱乐、工作的关系。③ 晚上过饥过饱。④ 内外病邪的阻滞。⑤ 老年人气血不足，气血通过关节困难。跷脉失调引起失眠或者嗜睡的治疗方案为穴选照海、申脉、交信、跗阳、然谷（有上火症状时选用）、睛明（多用攒竹透刺睛明），中度的失眠配风池。可阴阳交替使用，阴日用阳跷脉、阳日用阴跷脉。

### （三）调跷脉治与睡眠障碍相关的病证

跷脉入脑后与眼睑的第二次联系，除了司开合及主睡眠而调睡眠障碍外，还能治与睡眠失调相关的病证。通过对睡眠的改善与调整而间接地协调机体功能以治疗疾病，如跷脉失调所致遗尿、闭眼型癫痫、运动性疾病如动眼神经麻痹（眼睑型）、重症肌无力、中风的防治等。

1. 遗尿

● **案**　齐某，女，13 岁。1992 年 10 月 5 日初诊。

主诉：遗尿 10 余年。

现病史：自幼即尿床，四季皆然，每晚一两次，量多。经西医检查，排除各种可能的器质性病变后，予中药桑螵蛸散、金匮肾气丸等治疗，效果不理想。经人介绍，来我院求治。刻诊：精神尚可，面色萎黄，体质瘦弱，舌体大，舌色淡，苔薄白，脉沉弱，晚上睡眠很深，不易唤醒，即使能应，又迅即入睡。

辨证：阳气虚衰，跷脉失调。

针灸处方：① 照海、申脉、交信、跗阳；② 腰阳关、命门、至阳、大椎、百会。

治疗经过：首调跷脉治其标，针刺照海、申脉、交信、跗阳，平补平泻，留针 30 分钟，每 10 分钟行针 1 次，令针感维持。针后加灸。治疗当晚，即能叫醒起床，解小便 2 次，未有遗尿发生；次日未予治疗，又遗尿 1 次；以后每日治疗 1 次，连续治疗 4 次后，加用督脉之腰阳关、命门、至阳、大椎、百会以固其本，用米粒灸，每次 1 穴，灸 3~5 壮，令灸处留轻微小灸疮。15 次治疗结束时，亦未发生遗尿，告愈。随访 6 年，未见复发。

**按**　跷脉失调所致遗尿，临床上往往具有睡眠过深的特点。其病理机制是：跷脉失调，阴、阳跷脉不能正常相交，阳跷脉之气交阴跷脉太过。阴跷脉盛，主静，睡眠深，膀胱充盈，则遗尿。应配调跷脉的方法以治其标，用照海、申脉、交信、跗阳等穴，平补平泻。如果辨证为脾肾阳虚，除了选用督脉之腰阳关（内外阳气交换关口）、命门（两肾之间）、至阳、大椎、百会外，还可选用任脉之关元、气海、中极；麦粒灸关元和足三里，3~5 壮，每次选取 1 个穴位，也可用艾条灸；灸十宣、气端、涌泉，每次 15 分钟；用温热水泡脚，然后睡觉。

2. 闭眼型癫痫

● **案**　张某，男，4 岁。2003 年 8 月 12 日初诊。

主诉：四肢抽搐，口角流涎 6 个月余。

现病史：患儿 6 个月前在午睡将入睡时，出现四肢抽搐，口角流涎；随后酣睡，醒后无任何不适；夜晚入睡时也有同样情况，未引起家人重视。后症状逐渐加重，遂去某西医医院就诊，诊断为闭眼型癫痫，服西药治疗无效，经人介绍来我处接受针灸治疗。

辨证：跷脉失调。

针灸处方：照海、申脉、交信、跗阳。

治疗经过：以跷脉失调为标，调跷脉治疗，用照海、申脉、交信、跗阳等穴，阴日用阳跷脉、阳日用阴跷脉，治疗 10 次。再无复发。

**按**　闭眼型癫痫每多在入睡时发生，其病理机制为跷脉失调所致，由于阴阳跷脉不能正常相交，阳气、卫气聚集过多。阳跷脉太盛，主动，阳跷病拘急，故发生癫痫抽搐。闭眼型癫痫还可选用针刺腰奇穴、内关（癫痫的经验用穴），灸命门穴。

3. 运动性疾病

● **案**　王某，男，18 岁。2006 年 3 月 25 日初诊。

主诉：左侧肢体无力 2 年。

现病史：患者 2 年前患脑膜炎后出现左侧肢体无力，并伴有偏侧肢体抽动，每夜入睡时，出现左侧肢体抽搐，口角抽动，意识朦胧 30 分钟左右，然后入睡，醒后无任何不适，经人介绍来我院接受针灸治疗。

辨证：跷脉失调。

针灸处方：照海、申脉、交信、跗阳等穴。

治疗经过：以调跷脉为主治疗，1 日阳跷，1 日阴跷；背部膀胱经皮肤针叩刺 1 cm 宽。治疗 5 次后抽动症状逐渐缓解，意识朦胧症状仍存在。经过 1 个月治疗，诸症缓解，再无复发。

**按**　胡老师认为，运动性疾病如动眼神经麻痹（眼睑型）、重症肌无力、中风后的肢体功能障碍等，与跷脉失调相关。"跷"，有"跷捷"之意，司肢体运动功能。《难经·二十九难》曰："阴跷为病，阳缓而阴急；阳跷为病，阴缓而阳急。"《脉经·平奇经八脉病》曰："阳跷病拘急，阴跷病缓。"由于阴跷脉循行于人体阴面，经下肢内侧，故其病见内侧面痉挛、拘急，外侧面弛缓；阳跷脉循行于人体阳面，经下肢外侧，故其病见外侧面痉挛、拘急，内侧面弛缓。阴阳跷脉对下肢的阴经、阳经有统帅和协调作用，能交通一身阴阳之气，调节肢体的运动功能。阳跷脉起于申脉，阴跷脉起于照海，二穴为跷脉脉气所发位置，有平衡阴阳、调节气血盛衰作用。

由于跷脉失调，阴阳跷脉之气不能正常相交，通过调理照海、申脉、交信、跗阳等穴，以交通一身阴阳之气，恢复运动功能作用；同时，叩刺背部膀胱经第1、第2线，用来疏通背部经气以及激发相对应部位脏腑经气，从而达到阴平阳秘恢复肢体功能的作用。

（唐　勇　曾国强　符　佳　整理）

## 参考文献

［1］胡玲香，唐勇.跷脉与眼睑的联系及应用初探［J］.中国针灸，1999，19（12）：737-738.

［2］胡玲香，唐勇.谈经络系统与脑的联系方式［J］.针灸临床杂志，1999（12）：3-4.

［3］张春霞，张彩荣，陈利章，等.调跷脉治疗失眠初探［J］.针灸临床杂志，2006（12）：27-28.

［4］李时珍.奇经八脉考［M］.王罗珍，李鼎校注.上海：上海科学技术出版社，1990：52.

# 第六讲

衡法治瘀针法的临床应用

活血化瘀疗法是中医学独具特色的治疗方法之一，尤其对治疗心脑血管疾病有确切疗效，应用前景广阔。《素问·至真要大论篇》云"坚者削之""结者散之"，活血化瘀疗法似乎近于"消法"，但"消法"并不能反映活血化瘀的实质。多数活血化瘀方剂中使用了补法、温法、清法，如补阳还五汤、桃红四物汤、温经汤、血府逐瘀汤、犀角地黄汤等。《素问·至真要大论篇》云"谨守病机……疏其血气，令其调达，而致和平"和清代王清任所说的"气通血活，何患不除"，就是活血化瘀疗法的主导思想，也是衡法的理论基础。衡法，是指通过调整气血、平衡阴阳，从而达到治瘀的一种治疗方法。由国医大师颜德馨于20世纪80年代首先提出的一个治疗法则，是以活血化瘀疗法为主的治法，主张"久病怪病从瘀治"。胡老师将"衡法"这一治疗原则应用于针灸临床，结合针灸理论，逐渐总结出一套独特的活血化瘀针法——衡法治瘀针法，用于治疗冠心病、脉管炎、肝硬化、颈椎病以及面瘫等疾病，取得良好效果。临床上只要辨证有瘀血存在的，在常规治疗的同时，运用衡法治瘀针法，配以相应的穴位，均收到更佳的疗效。

# 一、针 法 内 涵

## （一）通任督平衡阴阳

督脉循行于脊背正中，上至头面，诸阳经与其交会，故有"阳脉之海"之称。任脉循行于胸腹正中，上抵脏腑、头面，诸阴经与其交会，故有"阴脉之海"之称。选择任督二脉上的穴位可以达到平衡阴阳的作用。具体操作上，可采用皮肤针交替叩刺任脉和督脉在胸腹、脊背的循行部位，即第一日用皮肤针从下往上轻度叩刺任脉在胸腹部的循行部位，以皮肤潮红为度。次日，用同样的方法从下往上叩刺督脉在脊背部的穴位；或用长针透刺任脉或督脉上的穴位，如关元透气海、腰阳关透命门；或选择两经上的常用穴位进行毫针针刺，从而达到平衡阴阳、调理气血而治疗瘀血的目的。

## （二）俞募相配平衡阴阳

俞、募穴为脏腑之气输注于背部和胸腹部的特定穴（表6-1）。背俞穴属阳，胸腹募穴属阴，俞募相配有调整脏腑功能、平衡阴阳的作用。具体操作上可在背俞穴走罐，即先将凡士林涂抹在背部脊柱两侧，然后在背俞穴部位进行走罐至皮肤潮红为度；在胸腹募穴上皮肤针叩刺后加拔火罐，即先用碘酒、酒精在胸腹募穴处消毒，如期门穴处常规消毒后，用皮肤针轻度叩刺至皮肤潮红为度，然后加拔火罐 5~10 分钟；也可用毫针针刺背部俞穴及腹部募穴，达到平衡阴阳的目的。阴阳平则气血调，瘀血自然得以解除。

表 6 - 1　人体背俞穴与募穴表

| 脏 | 背俞穴 | 募　穴 | 腑 | 背俞穴 | 募　穴 |
|---|---|---|---|---|---|
| 肺 | 肺俞 | 中府 | 大肠 | 大肠俞 | 天枢 |
| 心包 | 厥阴俞 | 膻中 | 三焦 | 三焦俞 | 石门 |
| 心 | 心俞 | 巨阙 | 小肠 | 小肠俞 | 关元 |
| 脾 | 脾俞 | 章门 | 胃 | 胃俞 | 中脘 |
| 肝 | 肝俞 | 期门 | 胆 | 胆俞 | 日月 |
| 肾 | 肾俞 | 京门 | 膀胱 | 膀胱俞 | 中极 |

## （三）气会与血会穴的使用

八会穴中的气会膻中和血会膈俞，是临床上非常常用的穴位。气属阳，但气会之膻中却在属阴的任脉上；血属阴，但血会之膈俞却在属阳的足太阳膀胱经上，正合了《素问·阴阳应象大论篇》所言的"阳病治阴，阴病治阳"。因为气血失调是导致阴阳失调、瘀血产生的根本原因，在衡法中使用此二穴有着十分重要的意义。膻中穴最好用皮肤针轻中度叩刺后加拔火罐 5~10 分钟的方法，此法刺激面广，疗效又确切。膈俞穴可针刺，也可用皮肤针叩刺后加拔火罐。

## （四）补益气血平衡阴阳

### 1. 调脾胃以充气血

脾胃为"后天之本"、气血生化之源，瘀血的产生与气虚、血虚有一定的关系，故选用脾胃经穴位以补益气血在治疗瘀血中非常重要。按子午流注纳支法可在辰时（上午 7:00—9:00）选取胃经的本经本穴足三里；或按补母泻子法在下一个时辰（上午 9:00—11:00）选取胃经的解溪以补益胃气，从而提高疗效。同理，在巳时（上午 9:00—11:00）可选取脾经的本经本穴太白；或按补母泻子法在下一个时辰（11:00—13:00）选取脾经的大都来进行治疗。

**2. 选用土穴**

土生万物，选用五腧穴中属土的穴位，对气血调补尤为重要。即选用阳经的合穴和阴经的俞（原）穴，尤以胃经的足三里、脾经的太白最为常用。

**3. 直接选取补益气血的腧穴**

在针灸治疗中，有许多可以直接达到补益作用的经典腧穴，如关元、气海、气海俞、中脘、足三里、三阴交等。在治疗瘀血过程中，可以直接选取这些穴位，正如中药治疗瘀血中常常选用补益气血药物一样。

### （五）调冲脉以活血化瘀

冲脉为"血海"，与血的关系密切，调冲脉可以起到活血化瘀的作用。关于冲脉的循行，《医经小学·奇经八脉歌》记载："冲脉出胞循脊中，从腹会咽络口唇，女人成经为血室，脉并少阴之肾经，与任督本于阴会，三脉并起而异行。"《针灸大成》云："冲脉者，与任脉皆起于胞中，上循脊里，为经络之海。其浮于外者，循腹上行，会于咽喉，别出络唇口。故曰，冲脉者，起于气冲，并足少阴之经，侠脊上行，至胸中而散。"根据冲脉的循行，调冲脉除了可以选择八脉交会穴中与冲脉相通的公孙穴外，还可以选择夹脊穴和气冲穴，以达到活血化瘀的功效。

### （六）郄穴治瘀

郄穴是各经脉在四肢部经气深聚的部位，大多分布于四肢肘、膝关节以下，也是胡老师临床上常用于治疗瘀血的特殊穴位。人体共有 16 个郄穴（表6-2），临床上多用于治疗血证和急性疼痛。郄穴与血的关系非常密切，对于瘀血证本经病，可选择本经郄穴。亦可选择与血液系统关系密切的心、肝、脾、胃经的郄穴，以达到更好的治瘀效果。

**表6-2　十六郄穴表**

| 经　脉 | 郄　穴 | 经　脉 | 郄　穴 |
|---|---|---|---|
| 手太阴肺经 | 孔最 | 足厥阴肝经 | 中都 |
| 手少阴心经 | 阴郄 | 足阳明胃经 | 梁丘 |
| 手厥阴心包经 | 郄门 | 足太阳膀胱经 | 金门 |
| 手阳明大肠经 | 温溜 | 足少阳胆经 | 外丘 |
| 手太阳小肠经 | 养老 | 阳跷脉 | 跗阳 |

| 经　脉 | 郄　穴 | 经　脉 | 郄　穴 |
|---|---|---|---|
| 手少阳三焦经 | 会宗 | 阴跷脉 | 交信 |
| 足太阴脾经 | 地机 | 阳维脉 | 阳交 |
| 足少阴肾经 | 水泉 | 阴维脉 | 筑宾 |

# 二、临床治验

## （一）治疗瘀血所致痛经

● **案**　李某，女，23 岁。2004 年 4 月 28 日初诊。

主诉：经期腹痛 3 年余。

现病史：患者 12 岁月经初潮，经量、色及周期均正常，于 3 年前行经时冒雨涉水感寒，后每值经行前 2～3 日及经期即感小腹疼痛、腰部酸胀，且经色暗紫，有血块，经行后腹痛缓解，次月疼痛如故。患者未婚未育，月经周期规律，每次行经 5～7 日，经当地医院诊治后未见明显效果，今来我院求治。查体：神清语利，面色少华，形体消瘦，腹部平坦，无压痛及癥瘕痞块，手足冷，舌淡苔薄白，脉沉紧。腹部 B 超检查，子宫、附件均未见明显异常。

辨证：寒凝血瘀。

针灸处方：命门、肾俞、次髎、关元、中极、地机、血海、三阴交；神阙。

治疗经过：命门、肾俞、关元行针刺捻转补法，次髎、中极、地机、血海、三阴交行针刺捻转泻法，留针 30 分钟；隔盐灸神阙穴 30 分钟，神阙穴置盐适量，填满脐部并厚铺，上置灸盒，放入艾炷 2 壮至燃烧充分。每日 1 次，每次月经前连针治 3～5 次。患者经过 2 个月连续治疗，痛经症状完全消失，经行通畅，即停止治疗。

**按**　本案患者属寒邪入络，客于胞宫，阴阳失调，经血运行不畅，寒凝血瘀而痛。治疗方案体现通任督平衡阴阳、俞募相配平衡阴阳、郄穴治瘀三种衡法治瘀针法。采用身体前部任脉之下腹腧穴关元、中极及后部之腰骶腧穴命门、肾俞（督脉）、次髎相配合，辨证加减，调理阴阳，使"阴平阳秘，精神乃治"，以达到治疗作用。女子以血为本，地机是足太阴脾经之郄穴，能行血调经；血海活血散瘀；三阴交属足太阴脾经，系足三阴经交会处，有补脾统血、调理肝肾之功，足太阴脾经循行过腹，经脉所过，主治所及，起到调理脏腑的作用，为治妇科病之首穴。诸穴相配，通调一身经气，温肾散寒，化瘀止痛，疗效立现。神阙穴隔盐灸方法出自李时珍的《本草纲目》，盐味兼腥，与血液同味，同性相求，易于入血，具有软坚散结、消癥瘕、补血、活血的作用。同时，盐味咸，有防腐（防止溃烂）的效果，能起到消炎止痛的作用。

## （二）治疗瘀血所致中风失语

● **案**　许某，男，36 岁。2013 年 3 月 12 日初诊。

主诉：舌强、语蹇、侧肢活动不利 2 个月余。

现病史：患者 2 个月前因右侧脑出血出现昏迷，不省人事，无四肢抽搐、口吐白沫，苏醒后，出现言语不利和左侧肘关节、膝盖以下手足麻木，指尖更明显，乏力。急送某医院治疗（具体治疗不详），症情平稳后出院。为求进一步诊治，今来我院针灸科就诊。查体：神清，言语不清，左侧肢体活动不利，口角㖞斜，左侧肢体肌力Ⅱ级，肌张力低，病理征（+），舌质紫暗有瘀点，苔腻，脉涩。

辨证：痰瘀互结，阻滞经络。

针灸处方：颈腰夹脊穴，头针语言区，左侧曲池、手三里、孔最、外关、阳池、合谷、上下巨虚、解溪、太冲，双侧足三里、阴陵泉、丰隆、阴郄、地机、公孙和膻中、膈俞。

治疗经过：上穴针刺，行平补平泻手法。膻中穴用皮肤针叩刺后加拔火罐 5~10 分钟，膈俞穴皮肤针叩刺后加拔火罐。每日 1 次。治疗 2 次后，左侧肢体肌力有所改善，发音略有进步。针治 8 次后，发音转舌明显进步，可与之简单交谈，临床症状亦明显减轻。

按　中风又名卒中，起病急，症见多端，变化迅速，与风性善行数变的特征相似，以猝然昏仆、不省人事，伴口眼㖞斜、半身不遂、语言不利为主症。胡老师认为，其病因总体是风、火、痰、虚、瘀。本病为痰瘀互结、阻滞经络，治宜活血化瘀、祛痰开窍。临床上可以选取颈腰夹脊穴，失语选取头针语言区和哑门、通里等穴，肢瘫选取四肢常用穴位。本案中采用了衡法治瘀针法的调冲脉活血化瘀（夹脊穴、公孙穴）、郄穴治瘀（选取心、脾经郄穴阴郄、地机）和用气会与血会穴活血化瘀。

## （三）治疗瘀血所致中风

● **案**　蔡某，女性，59 岁。2006 年 2 月 17 日初诊。

主诉：左半身不遂 2 个月余，伴患肢剧痛不可触摸 1 个月余。

现病史：患者左半身不遂 2 个月多，伴患肢剧痛不可触摸月余入院。于 2 个月前突然头痛，左侧肢体无力，诊断为中风入院。经 1 个月治疗头痛无好转，又经脑血管造影，诊断右侧内束血肿，并行血肿消除术。术后头痛已愈，但感左侧肢体自发性疼痛难忍，不能触摸，要求针灸治疗入院。入院时，左半身完全不用，患肢疼痛难忍，并伴头昏、心跳快、失眠，大便正常、小便频数。查体：神清合作，语言流利，面色不华，全身消瘦，痛苦病容，呻吟不止，切摸肢体疼痛加重，脉弦数，舌红无苔。

辨证：肝肾阴虚，痰瘀痹阻经络。

针灸处方：肩髃、曲池、外关、梁丘、足三里、阳陵泉、丰隆等。

治疗经过：选用上穴针刺治疗 3 日，以患肢取穴，平补平泻手法为主，患者疼痛无好转，反而自发性疼痛次数增多，疼痛时间延长，不能触摸，因疼痛而拒绝翻身拍背。于入院后第 3 日晚上 8 时，疼痛自发加剧，给以针刺处理，取患肢压痛最明显之健侧对应点针刺，仅两针，疼痛缓解，留针 1 小时后，痛解入睡。次日疼痛复发，但程度较轻，在上穴中选 1~2 个穴针刺后也顿时痛止。如法每日治疗 2 次，10 日后疼痛明显好转，主动要求翻身、拍背、按摩瘫痪肢体等。唯活动大关节、被动穿戴时，感有疼痛，加内关、公孙治疗 1 个月后，患者面色红润、体质改善、疼痛基本得到控制。

**按**　中风后肢体疼痛，临床上并不少见，古人对偏枯早有论述。身偏不用而为痛，言不变、志不乱，病在分腠之间，分腠之间即痰瘀阻滞经络，不通则痛，及早解决疼痛，是首要问题，对瘫痪肢体的恢复也有好处。本案中采用了衡法治瘀针法的调冲脉活血化瘀（取公孙穴和内关，以治疗心胸症状，并增强了镇痛疗效）、郄穴治瘀（取胃经郄穴梁丘）和补益气血平衡阴阳（取足三里）。选用四肢穴肩髃、曲池、外关、足三里、阳陵泉、丰隆等穴疏通经络，丰隆有化痰浊的功效。另外，本案还采用了巨刺法，治疗中风后肢体疼痛不可触摸，收到满意的效果。

（符　佳　整理）

## 参考文献

符佳，李季，张彩荣.针灸衡法治瘀——胡玲香老师针灸治瘀经验 [J].上海针灸杂志，2005，24（1）：1－2.

# 第七讲

子午流注针法的临床应用

　　子午流注学说历史悠久，源远流长，具有深厚的哲学底蕴和丰富的内容，是中医学的一份珍贵遗产。胡玲香老师特别注重时间医学，认为气血在五脏六腑、经络腧穴的循行流注中，绝不是昼夜如一的，它具有应时而变的特点，人体生理、病理节律的形成，正是以气血的周期性变化为物质基础，故在临床上常结合子午流注开穴法而先行针刺，往往有奇效。然而从古至今，对子午流注的评价却是毁誉相参，并且由于各个日期、时辰开穴均不相同，临床推算复杂，对这一学说的研究和运用似乎有着江河日下之势，使这份宝贵的遗产趋于失传。本篇将以胡玲香老师五十余载的临床运用经验为指导，将子午流注理论及其推衍方法再作梳理，奉于广大同道，以期为临床提供更为法简效佳的治疗思路。

# 一、子午流注学说的理论基础

## （一）人与天地相参、日月相应

　　人类在茫茫天地间繁衍生息数千年，创造了无数璀璨的文明，也发现了大量惊人的规律，直至今日，人类的科技进步已然是一跃万里，但对于这浩渺神秘的宇宙来说，仍然不足微尘一粒。我们的生命在这个巨大的能量场中，无时无刻不受到来自宇宙法则、地球磁场的影响。在中国古代即有"天人相应"的说法，《素问·上古天真论篇》中有云："上古之人，其知道者，法于阴阳，和于术数。"为我们揭示了天地之间有这样一个大的定律。这里的"道"，就是前面所讲的由于地球、宇宙等周期性的影响而产生在人类身上的周期性节律。人类若能把握这个规律并且顺应它，法于阴阳，和于术数，顺势而为，与天地同气，则可享天年而不衰，亦能百事皆成。

　　天地的节律、四季的规律都对人体产生着巨大的影响，如昼夜觉醒节律、女性的月经周期、人体内气血运行规律等。中国道教讲究修身养性，特别注重这些节律，因此修道人非常讲究时间的配合，任何时间的变化都寓有天地阴阳二气的盛衰，而绝非单纯的时间变化。中医针灸给人治病，更是要掌握人体内的气血流行，这样才能做到以四两拨千斤、愈病痛于疑难。子午流注，就是古人通过研究十二时辰里经络内的气血运行规律，把天地的法则与人体内经气运行统一起来，揭示治病的方法。

　　子午流注是用十二经的井、荥、输、经、合五个特定穴，结合日、时、干支的一种配穴法。子午言时间，所谓"子午"，乃十二地支中的两个时辰，子时为半夜（23：00—1：00），阴极时刻，为阳欲生之始；午时为日中（11：00—13：00），乃阳极时刻，为阴欲萌之时。以子、午为代表，概括了时间变迁过程中阴阳消长的情况。流注言气血，指的是人体的气血随十二时辰的转移而周流灌注于全身。时间绝不是个孤立的概念，言时间必言空间。子午流注理论认为人体的气血循行会随时间变化而呈现周期性盛衰开阖，开时气血旺盛，阖时气血衰少。

　　《灵枢·岁露论》曰："人与天地相参也，与日月相应也。"人作为宇宙万物之一，其机体的一切活动变化都受到时空变化的影响，而这一关系正是子午流注学说创论立说的重要理论基础。《素问·至真要大论篇》中说"天地之大纪，人神之通应也"，说明人体内部的活动与天地的变化规律是偕行一致的，《黄帝内经》中多处提到了五脏六腑与四时之气相通的关系。

　　张介宾在《类经·南政北政阴阳交尺寸反》中记载"人之经脉，即天地之潮汐也"，强调了气血与时间的关系。通过取类比象的认识方法我们发现，大地有九州，人体有九窍；自然有风雨变化，人身有喜怒哀乐的情志波动；天有雷电，人能发声；地有高山深谷，人体有百骸孔窍……《素问·离合真邪论篇》曰："故天有宿度，地有经水，人有经脉。天地温和，则经水安静；天寒地冻，则经水凝泣；天暑地热，则经水沸溢；卒风暴起，则经水波涌而陇起。"另外，还有四季脉象的变化，皆说明了人体与天地自然切切相应。

## （二）气血在经络、腧穴的周期盛衰

　　杨继洲在《针灸大成》中记载"按日起时，循经寻穴，时上有穴，穴上有时""得时为之开，失时为之合"，说明经络、腧穴的盛衰开阖各有一定的空间位置和时间范围，时至而开，时过而衰。古人总结的十二经纳地支歌，直观描述了各经气血的当旺之时，这是人体受到天地之气的有序灌注和影响而形成的经气节律性往复，类似地球上的潮汐，反映在经络上就是应时盛衰。气血运行既然有应时盛衰，其在腧穴的流注必然表现出开阖。"甲日戌时胆窍阴，丙子时中前谷荥……"就说明气血在经络、腧穴中不停地运行流转，至时则某个穴位的气血相对旺一些，则该穴开穴。近人对定时开穴也开展了很多研究，利用光子测定、电位测定等手段发现，当值经值时及穴位开穴时，其特定区域的平均值均高于非值时经络、腧穴的平均值。由此可证明，经络、腧穴的盛衰开阖是有一定物质基础的，与自然界其他物类的运动变化一样，均受制并顺应于时空节律的变化。

# 二、子午流注的推算法

## （一）干支推算中的基本知识

运用子午流注针法，重点就是在阳日阳时开阳经井穴，阴日阴时开阴经井穴，分清天干、地支各自的阴阳属性（表 7 - 1），就能准确推导出某个时辰开穴的穴位。

表 7 - 1　天干、地支阴阳属性及代数

| 天干 | 甲 | 乙 | 丙 | 丁 | 戊 | 己 | 庚 | 辛 | 壬 | 癸 | | |
|---|---|---|---|---|---|---|---|---|---|---|---|---|
| 地支 | 子 | 丑 | 寅 | 卯 | 辰 | 巳 | 午 | 未 | 申 | 酉 | 戌 | 亥 |
| 阴阳属性 | 阳 + | 阴 − | 阳 + | 阴 − | 阳 + | 阴 − | 阳 + | 阴 − | 阳 + | 阴 − | 阳 + | 阴 − |
| 代数 | 1 | 2 | 3 | 4 | 5 | 6 | 7 | 8 | 9 | 10 | 11 | 12 |

## （二）年干支的推算法

利用子午流注推算出开穴穴位，必须要准确知道当时的年干支、月干支、日干支和时干支四个要点。推算年干支，掌握六十环周表，按次序推导即得。如果不知道当年的年干支，也不知道过去任何一年的干支，可采用以下方法：用当年的年数减去 3，再以减后得出的差，除以干支 60 周转数所得之余数，就是所求年份的年干代数。对照六十环周表（表 7 - 2），即可得出当年的年干支。公式如下：

$$（某年年份数 - 3）÷ 60 = 商 …… 余数$$

表 7 - 2　干支相配的六十环周表

| 1 甲子 | 2 乙丑 | 3 丙寅 | 4 丁卯 | 5 戊辰 | 6 己巳 | 7 庚午 | 8 辛未 | 9 壬申 | 10 癸酉 |
|---|---|---|---|---|---|---|---|---|---|
| 11 甲戌 | 12 乙亥 | 13 丙子 | 14 丁丑 | 15 戊寅 | 16 己卯 | 17 庚辰 | 18 辛巳 | 19 壬午 | 20 癸未 |

续　表

| 21<br>甲申 | 22<br>乙酉 | 23<br>丙戌 | 24<br>丁亥 | 25<br>戊子 | 26<br>己丑 | 27<br>庚寅 | 28<br>辛卯 | 29<br>壬辰 | 30<br>癸巳 |
|---|---|---|---|---|---|---|---|---|---|
| 31<br>甲午 | 32<br>乙未 | 33<br>丙申 | 34<br>丁酉 | 35<br>戊戌 | 36<br>己亥 | 37<br>庚子 | 38<br>辛丑 | 39<br>壬寅 | 40<br>癸卯 |
| 41<br>甲辰 | 42<br>乙巳 | 43<br>丙午 | 44<br>丁未 | 45<br>戊申 | 46<br>己酉 | 47<br>庚戌 | 48<br>辛亥 | 49<br>壬子 | 50<br>癸丑 |
| 51<br>甲寅 | 52<br>乙卯 | 53<br>丙辰 | 54<br>丁巳 | 55<br>戊午 | 56<br>己未 | 57<br>庚申 | 58<br>辛酉 | 59<br>壬戌 | 60<br>癸亥 |

### （三）月干支的推算法

推算一年中每月的月干支，需要以农历来记月。每个月有固定的地支，"正月建寅"，每年的正月都是"寅月"，牢记下面这个歌诀便可推出。

甲己之年起丙寅

乙庚之年起戊寅

丙辛之年起庚寅

丁壬之年起壬寅

戊癸之年起甲寅

### （四）当年元旦干支的推算法

推算元旦干支，是因为要准确算出某一天的日干支，就必须要借助到该年元旦的日干支。算元旦干支我们要用到的是公历，因为元旦是每年的 1 月 1 日，固定不变。这里有一个公式，适用于1980—2080 年之间任意一年元旦干支的推算：

$$（某年年数-1980）÷4＝A……B$$

用所求年的年数减去 1980，再除以 4（每四年为一个闰年），得出结果商为 A，余数为 B。再分为以下两种情况进行推算：

（1）若 B＝0 时，意味着除尽，则这一年一定是闰年，普通平年是除不尽的。

1）该年元旦的日干数以下列公式所得出的余数为代数，如果出现除尽的情况，该代数便记为 10，代表癸。

$$［（该年年数-1980）×5+A］÷10$$

2）该年元旦的日支数代数为以下公式所得出的余数，若除尽无余数，则代数记为 12，代表亥。

$$[（该年年数-1980)×5+A+10]÷12$$

得出结果后，分别将日干代数、日支代数与表 7-1 中天干地支的代数对应，查找出相应的天干和地支相配，这就是该年元旦的日干支。

（2）若 B≠0 时

1）该年的元旦日干数以下面公式所得的余数为代数，若除尽则记为癸。

$$[（该年年数-1980)×5+A+1]÷10$$

2）该年元旦的日支数以下面公式所得的余数为代数，若除尽则记为亥。

$$[（该年年数-1980)×5+A+11]÷12$$

同样用得出的代数分别对应找出相应的干、支相配，即为该年元旦的干支。

### （五）日干支的推算法

知道了元旦干支，进而就能推算当年任意日期的日干支了。方法如下：设从本年元旦到本日所有的天数为 C，则本日的干支依据下列公式即可推导：

本日日干代数 =（元旦日干代数+C-1)÷10 的余数，除尽为癸。

本日日支代数 =（元旦日支代数+C-1)÷12 的余数，除尽为亥。

将求得的余数对照表 7-1 查看，与余数相应的干支就是所求日的干支。

### （六）时干支的推算法

时辰的十二地支是固定不变的，子时是从夜半算起，为 23：00—1：00，一个时辰代表 2 个小时，每日十二个时辰。时辰的天干，记住下面的《日上起时歌》。

甲己起甲子

乙庚起丙子

丙辛起戊子

丁壬起庚子

戊癸起壬子

### （七）天干与脏腑相配

气血不能脱离人体而存在，人体不能脱离时空而独存，人体内脏腑经络也均有特定的天干、地支与之相配，这种匹配是固定不变的，十二经纳天干歌可以帮助记忆。

> 甲胆乙肝丙小肠，丁心戊胃己脾乡；
>
> 庚属大肠辛属肺，壬属膀胱癸肾脏；
>
> 三焦开向壬中寄，包络同归入癸方。

# 三、各法推算法的规律

## （一）纳甲法

1. 开井穴的规律

（1）根据阳退阴进的规律，除了心包经和三焦经外，其余 10 条经脉的井穴都在主气日那天开穴。

（2）除了心包经和三焦经外，其余 10 条经脉开井穴的时干与日干相同。

（3）除了心包经、三焦经外，肾经开井穴的时干支代数和为 22，其余各经开井穴的时干支代数和均为 12。

2. 循经开穴

（1）根据井、荥、输、经、合相生的顺序，依次开余下的 4 个五输穴。这里使用的是他经开穴法，结合五行相生理论，按照经生经、穴生穴，来推算荥、输、经、合穴的开穴时间。

（2）开输穴的同时，开主气日那条经的原穴，称为"返本还原"。时干重见时阳经主气日开三焦经的穴位，称为"气纳三焦"；阴经主气日开心包经的穴位，称为"血归包络"。其开穴的规律为：

> 甲乙日开荥穴
>
> 丙丁日开输穴
>
> 戊己日开经穴
>
> 庚辛日开合穴
>
> 壬癸日开井穴
>
> 三焦经的原穴在壬日丙午时开
>
> 心包经的原穴在癸日丁卯时开

### （二）纳支法

纳支法是一种广义的取穴法，是以一天中的十二个时辰为主，不论每个时辰配什么天干，也不论时辰的阴阳属性，只按地支与所配的脏腑进行开穴的方法。纳支法相比纳甲法开穴规律更简便、易推算，因为固定时间固定开某条经络的五输穴，故也方便临床运用。地支与脏腑的固定配伍关系为：

肺寅大卯胃辰宫，脾巳心午小未中，

申膀酉肾心包戌，亥焦子胆丑肝通。

（1）纳支法根据"虚则补其母，实则泻其子"的原则开五输穴，在本时辰泻子穴，下一个时辰补母穴。

（2）如果遇到补泻时间已过，或者虚实不明的患者，可用本经本穴（如土经的土穴、水经的水穴等）或本经原穴进行治疗。

### （三）养子时刻注穴法

养子时刻注穴法起源于金元时期，它是纳甲法的一种衍生方法。"养子"，就是五行中的母子相生关系。该法每 1/5 时辰即开一穴，比纳甲法更精准到时辰内的分钟。从值时经脉的井穴开起，每过 1/5 时辰，也就是 24 分钟气血流注至值时经所生经的荥穴，再过 24 分钟，又至再生经的输穴……两个小时内开完五输穴，依此规律，循环不息。凡遇次日阳时阳干重见，依照纳甲法中循经开穴规律的"气纳三焦"，依次开三焦经的五输穴，逢输过原；遇次日阴时阴干重见时，按照"血归包络"的法则，依次开心包经的五输穴。

### （四）灵龟八法

灵龟八法又称奇经纳卦法，运用的是古代哲学的九宫八卦学说，它与子午流注针法有着相辅相成的作用。将患者来诊的日期先按照子午流注推算法推出日、时干支，将日、时干支对应的代数（表7-3、表7-4）共同相加，得出 4 个数字的总和，然后按照阳日除以 9，阴日除以 6 的公式，求得商 A 之外的余数 B，余数 B 便是八卦所分配的某穴的代数，将 B 对照表7-5查找，就能找到当时应开的腧穴。如果结果可除尽无余数，则阳日作 9 计算，阴日则按 6 计算。公式如下：

阳日：（日干+日支+时干+时支）÷9＝A……B

阴日：（日干+日支+时干+时支）÷6＝A……B

表 7-3 八法逐日干支代数表

| 代数 | 10 | 9 | 8 | 7 |
|---|---|---|---|---|
| 天干 | 甲、己 | 乙、庚 | 丁、壬 | 戊、癸、丙、辛 |
| 地支 | 辰、戌、丑、未 | 申、酉 | 寅、卯 | 巳、亥、午、子 |

表 7-4 八法时干支代数表

| 代数 | 9 | 8 | 7 | 6 | 5 | 4 |
|---|---|---|---|---|---|---|
| 天干 | 甲、己 | 乙、庚 | 丙、辛 | 丁、壬 | 戊、癸 | |
| 地支 | 子、午 | 丑、未 | 寅、申 | 卯、酉 | 辰、戌 | 巳、亥 |

表 7-5 八穴的代数

| 代数 | 1 | 2、5 | 3 | 4 | 6 | 7 | 8 | 9 |
|---|---|---|---|---|---|---|---|---|
| 穴位 | 申脉 | 照海 | 外关 | 临泣 | 公孙 | 后溪 | 内关 | 列缺 |

# （五）飞腾八法

飞腾八法最早见于明代徐廷瑞所著的《针灸大全》卷四，"飞腾"二字有升腾、迅捷之意，"八法"表明该法也是以八脉交会穴为基础的一种按时开穴法。它与灵龟八法略有不同，该法不论日干支是什么，只取用当时的时干支，并且不用数字来计算。只要知道该时辰的天干所代表的穴位，就可以做到逢时即开穴，因在时支代表的时辰以时干来定开穴，故又可以把它视为"时干定穴"。按照子午流注推算法推出该日该时的时干支，将时干代入表 7-6，直接得出在该时辰应当取什么穴位。

表 7-6 时干代表的穴位

| 时干 | 甲、壬 | 乙、癸 | 丙 | 丁 | 戊 | 己 | 庚 | 辛 |
|---|---|---|---|---|---|---|---|---|
| 穴位 | 公孙 | 申脉 | 内关 | 照海 | 临泣 | 列缺 | 外关 | 后溪 |

# 四、临床运用思路

在临床上，胡老师多采用纳支法作为子午流注针法的代表性针法。除了纳支法以外的子午流注针法，其开穴时辰都有可能出现在凌晨或半夜，在现代医疗模式的大局下，并不适合基数更为庞大的普通患者。纳支法是子午流注针法中唯一一种不受到天干影响的开穴法，每日的开穴时间和穴位均相对固定，更便于临床操作及对子午流注针法运用的推而广之。同时，先后天互补为用是胡老师针灸治疗思路中的特别强调的重要基础，扶正调神则作为贯穿始终的治疗原则。先天为肾，后天脾胃，胡老师侧重于选择一日中的辰时、巳时、申时、酉时作为主要的治疗时辰，这刚好也与门诊时间基本吻合，可最大化地优化治疗流程和疗效。

生命的存续全凭一口真气，真气由精而化，充养元神。人从脱离母体至长大成人，其间身高、体重、骨骼发育、脏腑充养、五官四肢受血得用所需要的一切精微物质均依赖于脾胃。脾胃作为后天之本，吸收五谷之气，运化水谷精微，继而布散全身，支撑起近百载的耗度。可以这样说，脾胃立则本立，脾胃败则形散。在疾病初起的状态下，机体浅表的气血阴阳失衡，日久经过六经传变，最终影响脏腑功能。脏腑功能健运为立身之本，脾胃又为本中之本，治病必先守中，中宫安定无虞，则外患不治自攘。此即老子"为无为"的哲学思想，亦是《素问·刺法论篇》中"正气存内，邪不可干"的根本所在，更是临床上明辨病机、做到"以四两拨千斤"之关键枢机。在纳支法中，上午的辰时和巳时是胃经、脾经当值的时辰，其中更以脾经主时为重。胃主受纳，却容易为食所伤；脾能燥湿，反之亦易被湿气所累。治疗胃的实证，在辰时选择胃经的金穴历兑，辅助手法泻法；对于虚证而言，本着"补母泻子"的原则，就在巳时当胃经经气渐衰之时，选择胃经的"母穴"解溪穴先行而刺之。在不虚不实或虚实不明的情况下，针刺胃经土穴足三里或（和）冲阳穴用以承调胃气。中焦气机运转失常，临床上脾病证亦尤为多见，常见脾气虚、脾阳虚、湿邪困脾等。脾主巳时，五行属土，在运用纳支法时，补虚需在下一个时辰午时，当脾经值时已过渐衰之时，针刺脾经五输穴中的火穴大都，施以补益手法，火生土，从而达到补母益子、补气健脾的功效；实证则在本经值时时辰针刺子穴商丘；不虚不实平调太白。此外，胡老师还常在当值时辰选用地机和阴陵泉两穴，作为燥湿健脾的主穴。地机为脾经郄穴，是脏腑经气深聚之处；阴陵泉为脾经合穴，合乃经络气血汇聚之海，对调理脏腑功能有直接作用。在主气时辰刺激该两穴，可以激发脾经经气，动则生阳，阳气足后寒湿祛，经气行而百骸养，促使机体达到相对"阳气固密"的状态。同时，这两个穴位均有内连脏腑、外络经脉之功，不论是培元固本还是驱邪外出，都有遵循"治病求本"的意义。

　　下午的申时和酉时分别为膀胱经及肾经的主气时辰，二经经气表里相通，互促互长。膀胱经除了在对外感、水气病等相关疾病的治疗中发挥作用外，因其与肾经相表里，故也能作为补益先天的方法，在酉时取该经金穴至阴来开上下之气，兼以鼓动卫气升发，泻法则在申时取束骨。除了以上两个纳支法的开穴外，胡老师临床上也习惯使用经穴昆仑，以补肾潜阳。此外，依据十二经络别通理论，肾与命门相通，故补肾可以填先天、益精髓。元神为父母所赐，胎元所受，在一生中消耗多、填补少，在肾经有效地施以补益手段，可以在一定程度上滋养元神。这个补益效用最大化的时间，便是肾经开穴时辰。肾为先天之本，虚多而实少，临床上治疗绝大多数以补法为主。当戌时取肾经金穴复溜，先行针灸，在调动气机的基础上，又可金水相生，滋养先天。胡老师常用的补益穴位还有太溪，在酉时直接使用。太溪为水经土穴，亦输亦原，除了作为特定穴直接调养脏腑外，其五行属性决定了它的重要地位。我们知道离属心，坎属肾，水火相互牵制既济而生神机。然而，水克火是五行相克属性，火又如何来牵制水？同时，火性炎上、水性趋下，水火在方向上背道而驰，两者如何实现相互既济而不背离隔绝？这中间关键的因素就是土。在八卦理论中，离卦代表火，但中心却为阴爻，坎卦代表水，其中央反为阳爻，两卦中爻的阴阳属性恰与卦象本身的阴阳属性相反，正是体现了阴阳互根互用的中国哲学理论。水火是彼此相须的，否则就会出现阴阳格拒而炎上覆下。前文所述的补益先天取膀胱经的昆仑穴，就是这个原因，"坎中有太阳真火"，蕴藏人体之元阳，取水经的火穴寓意助其内之真阳，以温坎水，坎水得温，膀胱同时再司气化，促阳气随经疏布，以旺四方。"益火之源，以消阴翳，壮水之主，以制阳光"，肾水滋心火，使火不妄行，离火要温煦肾中之真阳，令肾水不寒，协同作用达到阴阳调和。离火通过中央土的调节作用，得以温煦肾水，三者缺一不可。由此可知以后天养先天的意义所在，在酉时补肾经用太溪，也含有使水、火、土三行循环往复、生生不息的意思。在现代医学研究的领域，有学者认为中医学的补肾调节的是中枢免疫系统，作用部位在下丘脑，而补脾作用于外周免疫系统，通过血液免疫以发挥作用，见仁见智。

同时，应注意在运用过程中，有一个极为重要的时间轴问题。《灵枢·五乱》曰："经脉十二者，以应十二月。"《灵枢·经别》曰："六律建阴阳诸经，而合之十二月……十二时、十二经脉者，此五脏六腑之所以应天道。"要精准地运用子午流注针法，传统上确定时辰，需要明确当地时间的真太阳时，顺天时以扶正。真太阳时就是地方时间，以东经120°作为标准时区，我国使用的北京时间就是东经120°的平太阳时。地处该经度以东地区，真太阳时需要在北京时间的基础上增加相应时差，以西地区则减去相应时差。以四川成都为例，成都地处东经102°54′~104°53′之间，地球自转1°所需时间为4分钟，故成都的真太阳时应在北京时间的基础上减去63分钟左右，即北京时间8点整时，成都的真太阳时大约为6点57分。这个本地时间，才是子午流注中需要使用到的准确时辰。有人在时间医学的运用上总觉得效果不确定，时好时欠佳，就是因为把最为重要的时辰错过了。整个子午流注学说都是建立在时间基础上，一旦时辰弄错，就完全失去了基础，导致整套针法疗效欠佳。胡老师"偏爱"的治疗时辰，结合成都本地的真太阳时，上午的6点至12点（后天脾胃）和下午的2点至6点（先天肾），既与现行的门诊时间很吻合，又非常容易达到理想疗效，方便医患治疗。

近代著名医家承淡安先生对纳支法的运用做了进一步的发扬和补充，他认为某经当值的时辰，即为一天中该经气血最旺之时，那么本经上所有的腧穴都可以选择使用。同时，由于手、足同名经经气相通，故该经同名经上的所有穴位也可以交替使用，均能起到行气活血、补虚泻实的功效。另外，经气旺盛则代表该经处于阳性功能状态，人体背为阳、腹为阴，这时也可以选择背部本经和同名经的夹脊穴配合使用，进一步鼓舞阳气，产生相得益彰的疗效。

# 五、临 床 治 验

## （一）择时择穴建议

由于患者就诊时间并不固定，胡老师对于如何择穴给出了几点建议：首先，可以按时取穴，按患者就诊时间的时辰来取穴，先针灸开穴的穴位，同时配合病证，采取循经配穴。其次，也可以采用定时取穴的方法，如脾胃病的患者，先确定与病情相适应的开穴时间，嘱患者按时辰就医，先针灸开穴穴位，使经络之气血鼓动体内正气，达到临床效果。此外，可参考纳支法运用第二条原则，即若遇补泻时间已过，或者虚实不明的患者，可用本经本穴或原穴进行治疗。如下午 4 点来了一位脾病患者，或者该患者于巳时就诊，但病性虚实不明显，这种情况就可以在纳支法的基础上，再加上脾经土穴（本经本穴）的同时，也在原穴的太白进行平补平泻，通调中焦之气。运用时间医学，就一定要将定时开穴的穴位放在首要位置针灸，因其经络处于当旺之时，在主时的时辰中总摄其他十一条经络。因此，首先刺激开穴穴位，可以实现统调全身经络气机，在气机被调动起来的基础上，再施以辨证论治，就可获得事半功倍的效果。

临床上应当熟练掌握以上各种以时间为基础的开穴法，结合时间因素综合考量，才能择取出最穴简效佳的治疗方式。而上述各种推算方法，无一不是在子午流注推算法的基础上求得年、月、日、时干支再做进一步推算的，因此尤其应当掌握子午流注推算的公式。当然，为了方便临床使用及推广，在实际工作中，可以直接使用子午流注应用盘，只要掌握了推盘方法，就可快速查出对应时辰的所有开穴，用起来简便应手。也可参考各种推算软件，更能直观地看到当日当时的所有开穴穴位而进行选择性针灸。

## （二）纳支法典型病例

● **案 1**　王某，女，49 岁。1988 年 4 月 23 日初诊。

**主诉**：右侧肢体不遂伴疼痛 2 个月。

**现病史**：患者就诊前 2 个月（1988 年 2 月 14 日）因车祸昏迷 15 日，左肱骨和左第 2~6 肋骨骨折，右侧上下肢呈完全性屈曲性瘫痪，伴自发性和诱发性疼痛。经住院 50 余日抢救后，生命体征平稳，神清，语言清楚，思维正常，转入家庭病床治疗。现患者神清合作，肱骨、肋骨骨折如前述。右侧上下肢肌力为 0 级，屈肌张力++++，痛觉过敏，右侧腱反射++++，右侧巴宾斯基征（+），舌红，苔少，脉细滑。

**诊断**：中风。

**辨证**：血瘀脑络。

**针灸处方**：按照纳支法循经取穴，选用四个时辰进时治疗。① 辰时：7—9 时，胃经；② 巳时：9—11 时，脾经；③ 申时：15—17 时，膀胱经；④ 酉时：17—19 时，肾经。

此四个时辰，每次治疗选择其中的一个时辰，交替使用。治疗思路：① 值时经络的任何一穴都可选。② 由于同名经经气相通，故此经的同名经上任何一穴亦可使用。③ 根据辨证取相应的夹脊穴。

配肩髃（左）、曲池（左）、外关（左）、合谷（左）、神门（左）、八邪（右）、委中（左）、三阴交（左）、足三里（辰时、左）、冲阳（辰时）、太白（巳时）、通谷（申时）、京骨（申时）、阴谷（酉时）、太溪（酉时），脾、胃、肾、膀胱夹脊穴以及本经和同名经上的其他穴位，随症加减。纳支法的穴位和夹脊穴中，每次选穴 4~8 个，值时之穴位在针刺治疗中最先进针，行针至气至，后面配穴再逐一针刺，留针 30 分钟，施以平补平泻手法，每日 1 次。

治疗经过：经治后患者当晚疼痛减轻能入睡，治疗 7~10 日后疼痛明显缓解。经治 20 日疼痛完全消失，肌张力降至正常，30 日后肌力Ⅲ级，逐渐下床扶行。90 日后右侧上、下肢肌力维持在Ⅱ~Ⅲ级。以后每周治疗 1 次，2 个月后完全恢复生活能力，并能料理部分家务。

**按**　患者为外力导致的脑络瘀阻，经脉气血不通导致失能。经脉在人体上交互错综，大多有左右相交的腧穴，通过巨刺法，以健侧功能正常之穴位刺激患侧失能之气穴，使经气左右交贯，促进患侧经络气血恢复，同时避免刺激患肢诱发疼痛。本案患者经脉瘀滞严重，纳支法的运用在该例中尤为重要，选取当值经脉，值时经为十二经脉中气血最旺盛的，通过"气旺八方"的值时经络辅以精准取穴，配合补泻手法来强力打通患侧经络，振奋正气，对患肢的康复起到了至关重要的作用。增选同名经穴位相配和相应的夹脊穴，进一步扩大了该法的选穴范围，取得了满意的效果。

● **案2**　何某，男，56 岁。1986 年 2 月 18 日初诊。

主诉：左侧上、下肢无力，伴呆傻 60 日。

现病史：患者于 60 日前在尼泊尔出差，搬动重物时跌倒，头部触地，当即昏迷呕吐，继而清醒，再昏迷。随即被送回成都检查，提示脑内血肿。经手术清除血肿，术后神清，语言低微，时而喃喃自语，伴幼稚语言或幼稚动作，近期、远期记忆均完全丧失。左侧上、下肢肌张力高，肌力Ⅱ~Ⅲ级，二便失禁。经中西医针灸常规治疗 2 个月，二便正常，肌力正常，唯精神症状同前，转入家庭病床治疗。刻诊：神清合作，重复语言，常自言自语，不断解衣扣，不认识经管医生，不识旧友，不知饥饱，厌食等。舌色偏暗，苔薄白，脉涩。

诊断：痴呆。

辨证：血瘀脑络。

针灸处方：完全按照案 1 中纳支法循经取穴，仍选用辰、巳、申、酉四个时辰交替治疗。配足三里（辰时）、冲阳（辰时）、解溪（巳时）、太白（巳时）、商阳（酉时）、阴谷（酉时）、太溪（酉时）、经渠（酉时后半时辰）、百会、神庭、曲池、血海，随症加减，隔日治疗 1 次。

治疗经过：依照纳支法，严格按治疗时辰的具体开穴情况交替选取肾经、膀胱经、脾经、胃经四大经脉的五输穴，结合"经生经、穴生穴"理论配用他经的子母穴。患者经 30 日治疗后开始好转，半年后精神症状逐渐消失，一切恢复正常。

**按**　本案所选时辰中，首先考虑到肾经，因肾为先天之本，主骨生髓，脑为元神之府。选择肾经治疗，既可调脑外伤的髓病，又可调情志疾病。肾与膀胱相表里，一主里一主表，膀胱为太阳，刺激膀胱经经气使全身阳气充足，促进机体阳气升腾。脾胃为后天之本，气血生化之源，选则脾胃经主气时辰治疗，可使人体气血旺盛。四经配用，共奏填精补骨、活血化瘀之功。

（唐　倩　整理）

# 第八讲

情志疾病的辨治经验

情志疾病是指由于情绪波动、情感不稳定等因素引起的疾病，临床上常见癫狂、痫证、失眠、多梦、健忘、郁证等急慢性疾病。中医学认为，七情（喜、怒、忧、思、悲、恐、惊）是人类情绪的主要表现形式，当这些情绪正常表达时对健康没有危害，但如果长时间处于极端状态，如抑郁不欢、惊恐不已，则会导致内脏功能失调，气血运行不畅，从而引发疾病。

# 一、对病因病机的认识

### 1. 心藏神

心藏神是指心具有主司人体意识思维活动，主宰整个人体生命活动的生理功能。神主宰人的一切，居于人的首要地位，生于脑，藏于心，心主血脉，故脉为神余。人体之神的含义有二：一是指人体生命活动的主宰及其外在表现，即广义之神。可以通过面部表情、目光眼神、言语应答、肢体动作、思维意识等反映出来。二是指人的精神、意识、思维、情感活动等，也称狭义之神。心藏神的功能正常，则人的情志就振奋，五脏就安和，神志就清晰，思考问题就敏捷，对外界反应灵敏和正常。心神失调，则精神不振，出现注意力不集中；心血不足、痰火扰心，则出现失眠、呆钝、健忘、情志狂乱等症。

心在志为喜。正常情况下，喜能缓和紧张空气，和调营卫，舒畅心情，呈健康状态；若喜乐无常，超过正常，则可使心神异常，如范敬中举等出现发狂、疯痫、痴呆等一系列心神失调的表现。

### 2. 肝藏魂

肝藏魂是指人的梦寐、恍惚、变幻、游行等情志活动与肝的功能关系密切。魂为随神而往来的情志活动，寄居于血，肝藏血，故肝藏魂。肝藏血功能正常，则魂有所舍；肝血不足，则魂不守舍，出现梦游、梦语或幻视幻觉等所谓魂不附体的病证。

人体情志活动以五脏功能为基础，而五脏的功能活动又有赖于气机的调畅和血液的正常运行。肝的疏泄功能正常，则气机调畅，血行畅通，气血和调，因而能使人情志愉快，心情舒畅。肝的疏泄功能失常，气血运行不畅，则见情志异常。反之，情志活动异常，亦可影响肝的疏泄功能，导致肝气郁结或肝气上逆等证。由于情志异常与肝失疏泄密切相关，故临床治疗情志疾病也常用疏肝理气、调畅气机之法。

### 3. 肺藏魄

肺藏魄是指人的本能感觉和运动反应等与肺的功能关系密切。魄，是情志活动中有关本能感觉和支配动作的功能。肺藏魄，它伴随精而出入，生理功能为本能的反应，如初生儿没有思维能力，但能听、能视、能吃，不高兴就哭，手足能动，这都是魄的作用；人的感觉如痛、痒都亦是魄的作用。

肺在志为悲（忧），肺的生理功能与悲忧等情志关系密切。悲为对往事感到难过，忧为对未来感到担心，悲忧常常相伴，故同属肺志。悲忧为不良情志刺激，一般不会致人发病，但过度悲哀或过度忧伤，可使人体之气不断消耗，可产生悲伤易哭、胸闷、气短等气机耗伤表现，如林黛玉等人物。百合病、脏燥病、围绝经期综合征、神经症均为魄不正常。

### 4. 脾藏意

脾藏意是指人的意念记忆等思维活动与脾的功能关系密切。意指意念、记忆，是五脏精气所化生的认知活动之一，为脾所主。脾主运化，化生水谷精气，是产生记忆思维活动的物质基础。意，指思维记忆功能。脾的功能正常，办某一件事的计划就变得很完美，如果思虑过度，伤及脾胃、脾气不舒，则伤意。意伤，制订什么计划都不完善，也易健忘。脾在志为思，脾虚气弱之人，常见思虑不决。思虑过度，或所思不遂，常会影响气血运行，导致脾气郁结，气结不散（解）则患强迫性情志病，或固执、钻牛角尖等。

### 5. 肾藏志

肾藏志是指人的志向或意志力等与肾的功能关系密切。志，指志向，尤其指坚定不移的志向，属情志活动之一。人们有意要去完成这一计划，也是人类特有的功能，在出生后不断发展起来的。这一功能与肾精的充沛与否有关，故肾精足，则意志就坚强，记忆就好；肾精气不足，则情志不振、健忘。

综上所述，情志疾病的发生都是在心藏神主宰下的生命活动（神、魂、魄、意志）及情志活动（七情归五脏）、思维活动的生理不全，而产生的病理结果。

# 二、临床治疗经验

### 1. 十七鬼穴的运用

唐代孙思邈和宋代徐秋夫分别提出了治疗精神情志疾病的十三鬼穴，其中有九穴相同，四穴不同。胡老师兼两家之长，将这两种体系的鬼穴合用，名为

"十七鬼穴"，用治一切情志疾病。使用方法有两种：一是根据病情症状辨证属于何脏何经，然后专用该经上的鬼穴治疗；二是将十七个穴位轮流使用，每次选2~3穴，或针或灸，视病情而定。

（1）鬼穴的来由：鬼穴是唐代孙思邈在《千金翼方》提出的，基于当时的历史条件，认为神志失常的患者是鬼神作祟而得，故将治疗的经验穴位称为鬼穴，共有13个，这些穴位在治疗情志病方面确实有效。后来宋代徐秋夫提出的鬼穴，与孙思邈的13个穴位相比有9个相同，4个不同。相同的：水沟、风府、承浆、颊车、少商、大陵、隐白、舌缝、间使。不同的：孙思邈——申脉、上星、会阴、曲池；徐秋夫——神庭、乳中、阳陵泉、行间。

从中医学角度讲，中医是无鬼论，有言"信巫不信医者，一不治"。《素问·五脏别论篇》也曰："拘于鬼神者，不可与言至德；恶于针石者，不可与言至巧。"我们只是借用过去鬼这个名词，对一些情志疾病，认为它变化多端，像遇到鬼一样。由此而得出鬼穴，用来治疗情志疾病。

（2）鬼穴的刺灸法：《针灸大成》记载："百邪癫狂所为病，针有十三穴需。凡针之体先鬼宫，次针鬼信无不应……手足两边相对刺，若逢孤穴只单通。此是朱师真口诀，狂猖恶鬼走无踪。"

一针鬼宫，即水沟，入三分。鬼宫指鬼居住的地方，一针鬼宫指在鬼居住的地方去捉鬼，即水沟能治疗癫狂、情志恍惚的病证。

二针鬼信，即少商，入三分。鬼信是指在鬼出入的地方去捉鬼。少商是肺经的穴位，指它能治疗出肺魄和肺志所致一系列情志症状。肺藏魄，魄依属神，随人体精气而活动，如神魄不健，则出现气机混乱。肺在志为忧为悲，肺气不足所致的忧愁悲伤所致的病证，如百合病时神志恍惚、藏燥证的悲伤欲哭等；或其他原因引起的悲观情绪、神情恍惚的情志症状，如梅核气，均可取少商治疗。

三针鬼垒，即隐白，入二分。鬼垒在鬼活动的范围内，有坚强的鬼或建筑物保护鬼的宫廷或经常游走的地方。隐白穴为脾经之穴，脾藏意（出心所产生的动机和想念称为意），使心所产的动机和想念记忆不忘。对某些智能低、记忆减退以及小儿惊风、梦魇不守、尸厥不识人（鬼不坚强出现内乱）等证，可以通过隐白穴治疗。

四针鬼心，即大陵，入五分。鬼心指鬼的最高组织。大陵为心包原穴，心包代心受功和受过（外），可治心藏神和心志喜出现的情志症状，如失眠、多梦、思想不集中、喜笑不休、发狂、神语、呆钝、惊骇等。

五针鬼路，即申脉，火针三下。鬼路指鬼逃时经过的地方。申脉属膀胱经穴，肾与膀胱相表里，肾志恐，可治疗意志衰退、遇事健忘的情志病。

六针鬼枕，即风府，入二分。鬼枕指鬼头放的地方。风府属督脉，可治疗狂妄多言不休及狂走欲自杀、妄见、悲恐等。

七针鬼床，即颊车，入五分。鬼床指鬼睡的地方。颊车可用于治疗失音不语、中风牙不开、强迫症、办事无计划等。

八针鬼市，即承浆，入三分。鬼市指鬼多的地方。承浆系任脉穴。如误灸头顶穴过多令人失情志者，针三分得气即泻；也可用于嗜睡、癫狂、郁证默默不语等。

九针鬼窟，即间使，入二分。鬼窟指鬼躲藏的地方。间使是心包经经穴，治心痛善悲，悬心如饥之状，心谵谵而悸，狂邪发无常，披头、大唤欲杀人，不避水火，狂言妄语，健忘，多惊，咽中如梗，梅核气等。

十针鬼堂，即上星，入二分。鬼堂指鬼办事的地方。上星为督脉穴，主治癫疾。

十一针鬼藏，男即会阴，女即玉门头，入三分。鬼藏指鬼躲的地方，鬼藏会阴，主治目不得眠。

十二针鬼臣，即曲池，火针入五分。鬼臣是指鬼统治的官僚。曲池可主治善笑、癫狂、热极惊狂、癫痫抽搐等。

十三针鬼封，在舌下中缝，刺出血，更加间使、后溪二穴尤妙。鬼封指鬼与正气隔绝。舌下中缝，主要指心经经脉所过之处，刺之有清散风热、祛邪开窍之效。

男子先针左起，女子先针右起。单日为阳，双日为阴。阳日、阳时针右转，阴日、阴时针左转。

（3）鬼穴治疗的机制

1）调整全身阴阳：情志疾病是由阴阳失调引起，故其治疗原则可概括为"调理阴阳"。督脉主干行于背部正中，背部属阳，其循行多次与手足三阳经及阳维脉交会，故能总督一身之阳经，又称"阳脉之海"，且督脉循行于脊里，上行入脑，脑为元神之府；任脉主干行于腹部正中，腹为阴，其脉循行多次与手足三阴经及阴维脉交会，故能总任一身之阴经，又称"阴脉之海"。"十七鬼穴"中有将近一半（7个）的穴位居任督二脉上，故针刺这些穴位有调理全身阴阳的作用。

2）调节心主神志的功能：心包居胸中，位处心之外围，有护卫心神的作用，在病理情况下，心包有代心受邪的作用，故心与心包有非常密切的关系。心有主司情志、意识、思维和情志等心理活动的功能，张介宾在《类经》中指出："心为脏腑之主，而总统魂魄，兼该意志……"《灵枢·本神》说："所以任物者谓之心。"在病理情况下则各种不良的情志刺激均反映于心，如张介宾在《类经》中说："情志之伤，虽五脏各有所属，然求其所由，则无不从心而发。"《灵枢·口问》说："悲哀愁忧则心动，心动则五脏六腑皆摇。"可见调节心神在情志疾病的治疗中起着至关重要的作用。大陵、间使分别为心包经的原穴和经穴，具有宁心安神的作用，舌缝虽为奇穴，但终不离心窍，心火清则心君自宁。

3）调理肝胆的生理功能：情志活动属于心所主管，但与肝的疏泄功能密切相关。这是因为正常的情志活动依赖于气机的调畅，肝主疏泄，调畅气机，性喜条达而恶抑郁，故凡情志之调节与肝有密切的关系。胆附于肝，储藏肝脏分泌和排泄的胆汁，主决断，肝胆配合，人之情志才能正常。其病机多表现为升泄太过，即常有肝阳上亢或肝气上逆等病理变化。行间为肝之荥穴，"荥主身热"；阳陵泉为胆之合穴，"合治内腑"，两者合用则有调畅肝胆气机的作用。

4）调理全身气血的功能：全身气血的生成与肺脾胃之间有非常密切的关系，精气血又是神志活动的物质基础，所以说调节肺脾胃的功能在治疗情志疾病中起着非常重要的作用。另外，如《难经·六十八难》说："井主心下满……"可见井穴有调节气机的作用，而鬼穴中少商与隐白又属于肺脾经的井穴，故此2穴在治疗情志病中能有独特的效果。

5）调节全身血管与神经功能：鬼穴多位于血管与神经分布较多的地方，针刺这些穴位时，针感会很强，患者会受到一种很强的刺激，这样更能使患者神收神敛。这既符合刺法的最高境界"凡刺之法，必先本于神"，又间接属于"意守法"的临床应用，若配以主动的"意守法"则效果更好。

2．五心穴的运用

五心穴是指百会、双劳宫和双涌泉穴。百会属督脉，头为元神之府，位于头顶，与手足少阳、足太阳、足厥阴和督脉五条经脉相交会，故称三阳五会。百会为诸阳所聚之处，阳聚盛为狂，取之可以泻阳，具有醒脑开窍、宁心安神之功效，故为治疗神经衰弱、心悸健忘、失眠多梦的重要穴位。劳宫为手少阴心包经的荥穴，"荥主身热"，心为五脏六腑之大主，包络者心之外围，能代心受邪，失眠之人必心烦心悸，六神欠安，劳宫穴属火，具有清心泄烦、安神定志、温补阳气、行气调血的功效。针刺该穴通过泻心包之火而达到泻热安神的目的，能治疗心烦、心悸、头晕、失眠等症。涌泉为足少阴肾经之起始穴，肾与心、肝两脏关系密切，心藏神，肝藏魂，肾主藏精，肝主藏血，精血同源，两者相互资生。涌泉为足少阴之井穴，属木，乃肾之根本，能滋养肾阴、温补肾阳，取之可泻肾中之相火，有开窍醒神、交济水火的功效。

胡老师认为，此三穴具有很强的醒脑开窍、清利神明的功效，涌泉穴还兼有滋水抑阳之功。治疗时最好是左右五针同时进针，能强心醒脑。或者先针涌泉，继而劳宫，最后百会，强调"男左女右"，即针男性患者时，先取左涌泉、左劳宫，女性患者则相反。五穴同时进针，则更加功专效宏，尤其适用于痰火蒙蔽心神之症。

### 3. 四关穴的运用

四关穴是指双合谷、双太冲。"四关"之名，最早见于《灵枢·九针十二原》："五脏有六腑，六腑有十二原，十二原出于四关，四关主治五脏，五脏有疾，当取十二原。"此处的四关是指两肘、膝以下的孔穴。金元针灸名家窦汉卿在《标幽赋》中云"寒热痛痹，开四关而已之"，首先提出了四关穴在针灸学中的存在。其后，明代徐凤注解《标幽赋》时指出，四关为太冲、合谷两穴，因左右成对，故有四穴，故名四关。《针灸穴名解》指出："合谷、太冲各二穴，名为四关，以其能开大通也。"

原气是人体生命的本源，是维持生命活动最基本的动力。原气通过三焦输布于全身脏腑、十二经脉，其在四肢部驻留的部位就是原穴。因此在临床上，针刺原穴能使三焦原气通达，调节脏腑经络功能。合谷为手阳明经原穴，属腑；太冲为足厥阴经原穴，属脏。故作为两经原穴的合谷、太冲，能对全身脏腑起到广泛的调节作用。气血不仅是组成人体的基本物质，也是人体生命活动的重要基础，两者紧密联系，气为血帅，血为气母。合谷对气血均有调节作用，为阳经原穴且更长于调气；太冲为阴经原穴，与血同属阴，偏于对血的调节。

胡老师认为，此二穴上下相配，相辅相成，调气血而总理气机运化，主治气血不通诸证，其阴阳并取、升降有序、气血同调、脏腑共治，调治全身而疏通经络气血，尤其在针对情志疾病中气机逆乱的病机，如因思而气结、因恐而气下等，临床疗效显著。

### 4. 着肤重灸鬼哭穴

鬼哭穴即双侧少商穴和双侧隐白穴。《扁鹊神应玉龙经注》最早提及"鬼哭"穴名："取鬼哭穴，一名手鬼眼，一名足鬼眼，法以二拇指并缚一处，须甲内四处着火，各灸七壮。用治癫病、梦魇、鬼击，并五痛、痴呆及风寒发狂等症，皆效。"明代《针灸大成》已在经外奇穴论述中详细描述该穴的定位和主治，并指出该穴另一名称为"鬼眼"："鬼眼四穴在手大拇指，去爪甲角如韭叶，两指并起，用帛缚之，当两指歧缝中是穴。又二穴在足大指，取穴亦如在手者同。治五痛等症，正发疾时，灸之甚效。"

胡老师常在临床上用治各种抑郁症，着肤重灸，每用 1 壮，让患者产生一定的疼痛，每获良效。抑郁症属中医学"情志疾病"中"郁证"的范畴。其病机在于人体脏腑气机升降出入运化变化失去其舒畅顺利之常，各类功能活动失调而郁滞，各种病理产物接踵而至，停留不去，结聚而不得发越，继而变生种种病证。张景岳认为："凡五气之邪，则诸病皆生，此因病而郁也，至若情志之郁，则总由乎心，此由郁而致病也。"因此治疗郁证的基本原则是应在辨证施治的指导下针对其病机特点，理气开郁，调畅气机，怡情易性。

着肤重灸具体方法是：首先将患者两拇指（踇趾）相并，指甲前缘、指甲根对齐，用普通缝衣线于两拇指（踇趾）前缘稍后处缠绕数圈以固定，如果有助手，可令其用手直接将患者两拇指（踇趾）固定。把艾炷（其底边周长大致与男士衬衫纽扣相近）置于鬼哭穴上点燃，以患者难以忍受为度，取下艾炷，是为 1 壮，1 次 3 壮，1 日 1 次。5 次为 1 个疗程。临床上亦可单灸手足一处，使患者易于放松，有助于病情康复。治疗时还应注意两点，一是灸时必须以患者不能耐受时才能取下艾炷；二是在治疗期间进行必要的语言开导。

5. 膀胱经背部第 2 侧线的运用

胡老师认为，督脉、夹脊穴、膀胱经联系脊髓、脑与肾气，督脉、膀胱经更是入脑中。头为精明之府，脑为元神之府，是神机生发调控的重要场所，调节脑功能有利于调和神机。而膀胱经第 2 侧线穴位善于调理五脏六腑之"神气"，主神明的穴位相当集中，如魄门、神堂、魂门、意舍、志室等，效果更佳。由于督脉、夹脊穴以及膀胱经在颈、腰、背部分布广泛，临床上胡老师常采用走罐或梅花针循经叩刺的方法来治疗，尤其适用于实证，如《素问·调经论》所说："神有余则泻其小络之脉，出血，勿之深斥，无中其大经，神气乃平。"

6. 跷脉的运用

《景岳全书·不寐》曰："盖寐本乎阴，神其主也，神安则寐，神不安则不寐。"因此，失眠亦属于情志疾病范畴，胡老师在临床上常选用调跷脉的方法来治疗，认为其作用机制与跷脉的循行和功能有关。

首先，跷脉的循行的特点有交会于睛明穴和入脑。而跷者，捷疾也，与运动有关，可以调节目之开阖。其次，跷脉的功能使然。卫气的运行主要通过阴阳跷脉布散全身。卫气昼日行于阳，至夜半入于阴，至次日清晨则又出于阴，行于阳跷则阳盛，行于阴跷则阴盛，故人昼醒夜寐。阴阳跷脉交会于目内眦，故阴阳二气亦交会于目内眦。《灵枢·寒热病》载："阴跷阳跷，阴阳相交，阳入阴，阴出阳，交于目锐眦，阳气盛则瞋目，阴气盛则瞑目。"另外，卫气的运行与睡眠有密切的关系，卫气行于阳则阳跷盛，主目张不欲睡；卫气行于阴则阴跷盛，主目闭而欲睡，当卫气运行失常时，阴阳不交就会出现失常现象，久留于阳则失眠，久留于阴则多眠。由于卫气运行于跷脉，且阴阳跷脉交会于目内眦，主目之开阖，故跷脉与睡眠亦有很密切的关系。

胡老师的方法是针刺阳跷与足太阳膀胱经的三个交会穴——跗阳、仆参、申脉以及阴跷与足少阴肾经的三个交会穴——照海、交信、然谷，轻者两组穴位交替使用，重者并用，甚者加用阴阳跷之交会穴睛明和阳跷与足少阳胆经之交会穴风池，针用平补平泻。

### 7. 调魄法的运用

魄主司痛痒感觉，多由皮肤接受外界刺激而产生，肺主皮毛，肺的功能正常，感觉才能正常传达。魄是情志活动中有关本能感觉和支配动作的功能。《左传·昭公七年》曰："人生始化曰魄。"《素问识》引"孔颖达曰：附形之灵为魄……附形之灵者，谓初生之时，耳目心识，手足运动，啼哭为声，此则魄之灵也。"《类经》也云："魄之为用，能动能作，痛痒由之而觉也。"说明魄与生俱来，主感觉能动，出生时就能听能视、能动、能哭，以及产生痛痒之类的感觉，都是魄的作用。《灵枢·本神》提道"魄伤则狂，狂者意不存人"，指的就是魄受伤后被打都感觉不到疼痛。《景岳全书·非风诸证治法》中说："非风麻木不仁等证，因其血气不至，所以不知痛痒。盖气虚则麻，血虚则木，麻木不已，则偏枯痿废渐至日增，此魄虚之候也。"证明了魄的病理表现有麻木、感觉渐退，甚至是偏枯、痿，出现运动障碍。

因此胡老师认为，临床上一切痒麻胀痛都可归结于魄的功能失调。主张治疗此类疾病时，在辨证取穴的基础上，加用"调魄"之法，具体方法是选用肺经的背俞穴肺俞配合募穴中府，或选用手太阴肺经上的 1~2 个穴位，交替使用。针刺之要，在于能够调和人体的气血，安定五脏。气血充足、五脏安定，则肺魄功能正常，临床观察表明在加用调魄法后，疗效显著提高。

### 8. 心理疗法的运用

除了以上的方法，胡老师还强调运用心理疗法治疗情志疾病。心理治疗的内容很多，包括语言开导、假借药物及情志相胜疗法、移精变气法。情志相胜疗法是根据五行相克原理选择相应的心理疗法，如悲胜怒、怒胜思、思胜怒、恐胜苦、喜胜悲等，结合这一原则，针对性强，疗效也好。移精变气法是转移、改变患者精神状态，达到治疗疾病目的的方法。

# 三、医案举隅

● **案1**　张某，女，18 岁。1990 年 10 月 7 日初诊。

主诉：面部肌肉运动过多 2 个月。

现病史：患者 2 个月前出现面部肌肉运动过多，面部表情过于丰富，多方求治，均辨证为肝风内动，但治疗无效。胡老师细问病史，得知该女学生父母外出，自己曾孤身一人在居住，每晚都惊恐得难以入睡，后不久就发生此病，久治无效。胡老师认为其病因为惊恐刺激，属于情志疾病。

诊断：筋惕肉眴。

辨证：情志失调，气机紊乱。

针灸处方：十七鬼穴。

治疗经过：予以灸十七鬼穴，每日选用 1～2 穴轮流使用，并辅以心理治疗。同时，根据"思胜恐"的原则，让患者随身携带一面小镜子，对镜子自思自己容颜丑陋。如此治疗 1 个月，诸证消失。随访未见复发。

**按**　本案患者因恐而发病，恐伤其肾，肾所伤不能上济心火，心火偏亢而神游于外，故不得眠。《钱氏中医·针刺篇》曰："平顶法，平木泻火，以治癫狂；中通法，以得气针感通达十四经脉，平衡阴阳五行，以调脏腑；下沉法，污浊之气得以下沉以泻下，邪去正复以还阳之动，以合郁病。"治此病重在调神治本，神安则标去。

● **案2**　马某，女，54 岁。2008 年 4 月 21 日初诊。

主诉：入睡困难 7 个月余。

现病史：患者 7 个月余前由于工作压力较大，导致长期入睡困难，情志不佳，神疲乏力，面色萎黄，口唇淡，脘痞，易嗳气，大便时干时稀。舌淡，苔白腻，脉沉细。

诊断：不寐。

辨证：气血亏虚。

针灸处方：中脘、建里、天枢、气海、关元等。

治疗经过：取患者中脘、建里、天枢、气海、关元、气冲、神门、内关、足三里、公孙、颊车、百会等穴，交替使用，每日 1 次，每次留针 30 分钟。

10 日后睡眠有明显改善，后改为隔日 1 次，继续治疗月余，痊愈。

**按**　处方中的颊车穴，属"鬼床"，可调神志、开关通络、清热散风，主治情志相关疾病。由于慢性病、久病及疑难病症等，严重影响人们生活质量，困扰人们心灵，势必造成患者心理负担，心有所思、脾有所虑、肝有所结，日久则气郁、血滞、气耗、血散，颊车穴既可调气血，又可调情志，使气行、神至、脉通、脏腑安，则病向愈。

● **案3**　廖某，男，32 岁。2010 年 6 月 5 日初诊。

主诉：心烦意乱多年，焦急惊恐 1 年余。

现病史：患者多年前无明显原因出现心烦意乱、坐卧不宁，伴有头痛、头晕、失眠多梦等。1 年余前症状有所加重，伴有焦急惊恐、阵发心悸气短等。患者素来心急气躁，易于发怒，很少有心情安然之时。等汽车时，经常下台阶张望；和他人约定时间，总觉心急难耐，恨不得将对方痛打一顿。但工作积极，待人热心。1 年前，因被告知自己经手的经济合同即将违期，心中焦急难忍。某日，突发心慌、头晕、口干、憋闷欲死，舌质淡，苔薄白，脉细。经医院检查未有异常发现。曾服用逍遥散、酸枣仁汤、刺五加片、地西泮片，症状未见减轻。查体：T 37℃，P 90 次/min，BP 16.0/11.3 kPa，R 18 次/min。心肺及神经系统未见异常，实验室检查无特殊发现。

诊断：郁证。

辨证：心脾两虚、心神失养。

针灸处方：鬼哭穴。

治疗经过：患者是长期忧思伤脾，久之气血不足所致，故治疗上运用灸鬼哭穴以理气开郁。每日灸 3 壮，2 个疗程治愈。随访 1 年，未见复发。

**按**　情志受到严重刺激，内伤于心，使神无所依靠，"神有余则笑不休，神不足则悲"。《针灸大成》所述鬼哭穴："治五痫等症，正发疾时，灸之甚效。""治鬼魅狐惑，恍惚振噤。"灸鬼哭穴使患者易于放松，有助于康复。长期思虑损耗气血，艾灸温阳行气，助血气化生。

● **案4**　王某，女，22 岁。2011 年 4 月 21 日初诊。

主诉：间歇性情志异常 3 年余。

现病史：患者自诉于 3 年前因父母要求往加拿大留学后，出现间歇性情志失调，连续 7 日不眠不休地玩耍，情志亢进，行为异常。之后连睡 7 日，室友呼之不醒，7 日后自行醒来。3 年来此症状间歇性发作，日期长短不一，最长 7 日，最短 2 日。不发作时如常人。在加拿大当地诊断为狂躁抑郁双重倾向抑郁症，予西药（详情不明）治疗无效，近日回国治疗。初诊时，神情、情志可，面色淡偏黄，有痤疮瘢痕，食少无味，二便可，易激动，平时睡眠质量差，多梦。月经未发作疾病时正常，发作时量少、色深。舌淡，苔薄白，脉沉细微弦。

诊断：郁证。

辨证：肝郁脾虚，神魂失用。

针灸处方：百会、足三里、大陵和四关穴、五心穴、鬼哭穴等。

治疗经过：采用针灸罐结合，5 次 1 疗程。第 1 个疗程选用百会、足三里、大陵、神庭、三阴交等穴，配合四关穴同时开穴法治疗。第 2 个疗程配合五心穴同时开穴法并艾炷灸鬼哭穴治疗。第 3 个疗程配合背部督脉、夹脊穴和膀胱经第 1、第 2 侧线，或刺络拔罐，或走罐。第 4 个疗程重复第 1 个疗程的治疗方法。其间均随证加减使用诸鬼穴。共治疗 8 个疗程，未出现症状发作，患者睡眠质量、饮食状况明显改善，脸上痤疮瘢痕消失，未发新痤疮。之后患者返回加拿大，至 2011 年 12 月用邮件随访，未复发。

按　《灵枢·癫狂》曰："狂始发，少卧，不饥，自高贤也，自辩智也，自尊贵也，善骂詈，日夜不休。"本案患者因情志郁结化火，肝气横逆乘于脾胃，阴液被灼成痰，痰火上扰，心神逆乱，发为郁证。选取鬼哭穴、四关穴、五心穴可打通心经、调神志，膀胱经、督脉可调神、镇静，胃经可补益气血，血足则神有所居。

● **案5**　患者，女，14 岁。2013 年 3 月 19 日初诊。

主诉：下颌震颤 10 日余，加重伴四肢震颤 7 日。

现病史：患者于 10 日前突然出现下颌震颤，不能自制，偶伴有咳嗽、鼻塞，至当地医院诊治，入院后病情逐渐加重，第 3 日出现四肢震颤，仅入睡后症状消失。头颅 CT 及 MRI、脑脊液、脑电图、血常规和风湿 3 项等检查均未见异常，诊断：① 急性小脑共济失调？② 急性上呼吸道感染。经药物治疗（不详），病情未见明显好转，患者家属要求出院。刻症：全身震颤不止，下颌处尤甚，表情紧张，下肢乏力，眠差；舌尖红、苔薄白，脉沉弦。查体：四肢肌张力正常，双上肢肌力正常，双下肢肌力Ⅴ级；指鼻试验完成欠佳，跟膝胫试验未见异常；无眼球震颤；病理反射未引出；走路姿势和坐姿均正常，无跌倒和不稳。

诊断：颤证。

辨证：气机内郁。

针灸处方：① 五心穴（百会、劳宫、涌泉）、上星、颊车、承浆、关元；

② 四关穴（合谷、太冲）、上星、水沟、承浆、颊车、后溪、阳陵泉、曲池。

治疗经过：五心穴由 5 位医生各取其中一穴，5 穴同时进针；四关穴由 4 位医生各取其中一穴，4 穴同时进针，余穴均常规针刺。诸穴针刺得气后，留针 30 分钟，隔 15 分钟行针 1 次，五心穴和四关穴行捻转泻法，余穴平补平泻。两组穴位交替使用，每日针刺 1 次。第 1 日进针后，患者震颤即立刻停止，留针过程中未再出现震颤。起针后，仅下颌和双下肢微震颤。第 2 日就诊时，患者症状明显好转，仅紧张时偶有下颌及双下肢微震颤。嘱患者可去上学，让其家属尽量少关注和提及患者的病情。连续治疗 5 次，症状基本消失，可正常生活及上学。随访半月未复发。

**按**　本案患者病属颤证，此病为肝失所养、肝血不能濡养经络所致。五心穴有醒脑开窍、清利神明的功效，涌泉穴还兼有滋水抑阳之功，可息风止颤。四关穴调气血而总理气机运化，主治气血不通诸证。其阴阳并取、升降有序、气血同调、脏腑共治，调治全身而疏通经络气血，尤其适合治疗情志疾病中的气机逆乱病证。治疗同时注重调节患者的情绪，辅以心理暗示。

（薛　斌　整理）

# 第九讲

痿证的辨治经验

痿证之名最早见于《黄帝内经》，并对其病因病机、症状与治疗做了详细论述，是指肢体经脉弛缓，肌肉软弱无力，不能随意运动，或伴有肌肉萎缩的一种疾病。《素问·痿论篇》中以五痿分之："肺主身之皮毛，心主身之血脉，肝主身之筋膜，脾主身之肌肉，肾主身之骨髓。故肺热叶焦，则皮毛虚弱急薄，著则生痿躄也。心气热，则下脉厥而上，上则下脉虚，虚则生脉痿，枢折挈，胫纵而不任地也。肝气热，则胆泄口苦，筋膜干，筋膜干则筋急而挛，发为筋痿。脾气热，则胃干而渴，肌肉不仁，发为肉痿。肾气热，则腰脊不举，骨枯而髓减，发为骨痿。"西医学多见于神经肌肉系统疾病，如重症肌无力、多发性神经根神经炎、运动神经元病、低钾性麻痹、脊髓炎等疾病。胡老师认为，身体各肌肉筋脉出现痿软无力或肌肉萎缩的病证均可以归属于"痿证"的范畴，运用针灸治疗，收效甚好。

痿证是针灸科临床的常见疾病，但目前大多将治疗痿证的着眼点放在"治痿独取阳明"，却有失中医最为优势的辨证论治，当须明白痿证是涉及多脏腑经络气血异常，致神机失用，表现在肢体经络上的病证，不可只看外在表现，尚要斟酌内在联系。在胡老师多年临床经验的积累下，总结出通任督平衡阴阳，调虚实、和顺逆，补阳明、润宗筋合等，合以子午流注等时间疗法的治疗框架，强调治痿证需平衡全身气血阴阳，扶正调神，分清痿躄、脉痿、骨痿、肉痿、筋痿，视其偏性，再配穴治疗，莫要不知神机，粗糙诊治。

# 一、对病因病机的认识

痿证发病以热邪为主要病因，如温毒、湿热等，且五脏热都能致痿，如《素问·痿论篇》记载："肺热叶焦……则生痿躄也；心气热……则生脉痿……；肝气热……发为筋痿；脾气热……发为肉痿；肾气热……发为骨痿。""有渐于湿……发为肉痿。""思想无穷，所愿不得，意淫于外，入房太甚，宗筋弛纵，发为筋痿。""有所远行劳倦……发为骨痿"。《素问·生气通天论篇》曰："湿热不攘，大筋软短，小筋弛长。软短为拘，弛长为痿。"现在还有跌仆瘀阻或饮食毒物损伤经脉气血致痿者，但总的来说临床上以肺热叶焦与阳明湿热多见。

痿证的病位在五体（筋、脉、肉、皮、骨），根在五脏虚损，总的病机是邪热伤津或气血津液不足，肌肉筋脉失养所致。胡老师通过数十年临床经验观察发现，痿证患者脉象多偏"弦"，年龄越小越明显，且筋脉发生病变时间多早于肌肉病变，而肌肉活动受经筋所支配，因此病位主要在筋。《素问·痿论篇》曰："宗筋主束骨而利机关也。"这里的筋不是狭义的筋腱，宗筋就是指包含十二经筋在内的众筋，如《灵枢·经筋》言："经筋之病，寒则反折筋急，热则筋弛纵不收，阴痿不用。"

### 1. 痿躄

五脏热均可致痿，且多由肺受热邪，传变而来，《素问·痿论篇》说："五脏因肺热叶焦，发为痿躄。"肺主宣降，可将脾输至肺的水谷精微和津液上输头面诸窍，下布五脏六腑、四肢百骸，最终下注于肾，生成尿液排出体外；宣发卫气至皮毛肌腠，以温分肉，充皮肤，肥腠理，司开阖，将汗液排出体外以排出废液与散热。肺的宣发与肃降功能协调，津液气血输布代谢正常，则"水精四布，五经并行"。肺朝百脉，肺吸入的自然界清气与水谷精气在胸中形成宗气，贯心脉，以推动血液运行，肺气充沛，宗气旺盛，则气机调畅，血行正常，濡养脏腑、形体、官窍。而肺为娇脏，不耐寒热，外邪尤其是热邪侵袭之时，肺当先受之，且肺喜润恶燥，热邪伤津耗液，致使肺叶焦枯，肺燥而肺阴阳失衡，宣降功能失司，血行不畅，不能布散津液润泽五脏，五体失于濡养发为痿证。因为脏腑、皮肉筋脉骨均受精气血津液濡养，才能维持正常生理活动，这离不开肺对气血津液的治理和调节，这也是为何强调肺受热邪在痿证中的重要性，与在临床上观察到的痿证患者发病前多有发热症状相符合。

### 2. 脉痿

如《素问·痿论篇》言："悲哀太甚，则胞络绝，胞络绝，则阳气内动，发则心下崩，数溲血也。故《本病》曰：大经空虚，发为肌痹，传为脉痿。"因悲哀太过，心气急迫而伤胞络，胞络不通则心阳妄动，阴不制阳，心火亢盛，灼伤脉络，血不能静，下溢溲血，经脉空虚，失于血液滋养，日久传为脉痿；或心气热，热则气上，气上则下脉虚，胫弛纵无力。

### 3. 筋痿

《素问·五藏生成篇》记载："人卧血归于肝，肝受血而能视，足受血而能步，掌受血而能握，指受血而能摄。"肝藏血，主筋，肝血充足，筋脉受养，则关节滑利，活动敏捷。若肝血不足，筋脉失养，则手足痿软不用。因思虑太过，不得所愿，肝气郁结，气郁化火，或邪思妄想，房劳太过，耗散精气，肝肾阴虚，虚火亢盛，灼伤津液，筋脉失养，发为筋痿。

### 4. 肉痿

因长期居处潮湿之地，水湿浸渍肌肉，或湿热浸淫筋脉，气血运行不畅，发为肉痿；或湿邪久留，聚而化热，熏蒸肠胃，或阳明热盛，亏耗胃中津液，胃受纳腐熟水谷和通降功能依赖阴液滋润，胃中津液不足则纳运失调，精气血津液生成不足，加之脾胃气机升降失司，无力布散水谷精微到脏腑、四肢百骸，失于濡养而发为痿证；或素体脾胃虚弱，不能运化水湿，痰湿内停，客于经脉；或过食辛辣肥甘，饮酒过度，湿热内生，阻碍气血运行，均可致痿。由上可知，肉痿的发生与湿关系密切，如《素问·痿论篇》记载："肉痿者，得之湿地也。"

### 5. 骨痿

《素问·痿论篇》言："有所远行劳倦，逢大热而渴，渴则阳气内伐，内伐则热舍于肾，肾者水脏也，今水不胜火，则骨枯而髓虚，故足不任身，发为骨痿。"因先天不足、久病体虚、久行劳倦或入房太过，耗伤阴精，肾精亏虚，水不制火，内伐真阴，阳亢生热，或遇大热，火热邪气消烁骨髓，故骨枯而髓虚，发为骨痿。另外，因跌仆损伤，瘀阻血络，或接触有毒药物，损伤脏腑经络，气血运行不利，脑络失养，神明失用，则感觉、运动功能失常，发为骨痿。

因痿证病程较长，五脏之间常相互影响传变，多发展为虚实夹杂之证，如外感温热之邪，致肺热叶焦，津液失于宣布，五体失于濡养，邪热日久不去，肺胃津伤，则肌肉痿弱，或致肝肾阴虚亏耗，水不制火，骨枯髓虚，成阳盛阴虚之证；或本为脾胃虚弱，气血虚少，经脉失养成痿，又因脾气虚，运化无力，日久则内生痰浊，痹阻经脉，成脾虚湿滞之证；或肝肾阴虚，虚火灼伤津液，津亏血瘀，脉络失畅等。

胡老师认为，因热邪伤津，津液亏耗，脑腑失养，或气血虚弱，神无所依，可导致神机失用，出现肌肉痿软无力、感觉减退和情绪暴躁、易怒、抑郁等神志失常症状。痿证患者情绪波动较大，情志异常可影响脏腑气血功能，两者相互影响，不利于疾病恢复，严重影响患者心理健康和生活质量。且痿证病程迁延日久，肢体活动减少，气血运行滞涩，可进一步影响神机，延缓患者康复时间，甚至加重症状。

# 二、临床治疗经验

痿证总的治疗原则是扶正祛邪，常说治痿者独取阳明，但在胡老师多年的临床工作经验来看，痿证不仅是一个热病，也是一个病因复杂的慢性疾病，只取阳明经治疗是不全面的，如《素问·痿论篇》所言"各补其荥而通其俞，调其虚实，和其逆顺；筋脉骨肉，各以其时受月"，说明治疗痿证还需要调其脏腑气血经气虚实，故胡老师常从以下方面取穴。

1. 通任督脉

（1）作用机制：因痿证非独立一脏或一经之病变，脏腑经络之间常常相互传变，互为因果，且多发展为涉及多经多脏的虚实夹杂之证，故胡老师认为统调全身脏腑气血津液也很重要，又因疾病发生总为阴阳失衡所致，故治疗痿证以通任督脉调阴阳为主。

任脉为阴脉之海，与督脉、冲脉同起胞中，阴维脉、足三阴经、足太阴经、手少阴经、手少阳经、手太阳经、足阳明经均与任脉相交，心经募穴巨阙、心包募穴膻中、膀胱募穴中极、小肠募穴关元、三焦募穴石门、胃募穴中脘均位于任脉，足阳明胃经与手太阳小肠经主化生气血津液，手少阳三焦经、足太阳膀胱经主水液代谢，故任脉所主的一身阴经气血，包括手足三阴经经气、精气血津液的生成与水液代谢。痿证实则多热、多湿、多瘀，虚则多涉及阴液亏损或精气血津液不足，如用膻中、鸠尾、水分、中极等穴可活血化瘀、通调水道、利湿通络；用中脘、气海、关元等补益穴可健脾益气，补肾生精，补血生津，滋阴涵阳。

督脉为阳脉之海，与手足三阳经、阳维脉、足少阴经、足厥阴等经相交，故督脉与诸阳经相通，能统督诸阳经气，可温煦推动脏腑功能活动，促进气血运行。因痿证多恢复缓慢，调督脉阳气可加快恢复；脑为髓海，主感觉、运动，髓由肾精所化，肾精注入脊髓，督脉与足少阴在尾骨长强穴处相交，沿脊柱上行，入络脑，运行气血充养脑髓，骨为髓之府，骨髓充盈，则骨骼强健有力，故补督脉还可益精填髓，强腰壮骨；又多因热伤津液致痿，而督脉阳气旺盛，阳盛则热，故泻督脉则可清热泻火以保阴液。

任督二脉一同下起于胞宫，上会于龈交，首尾相接，相互贯通，同时又与各经脉相连，可通过诸经络协调五脏六腑的功能与气血，平衡阴阳虚实。

（2）操作方法：胡老师通任督脉一般选择皮肤针叩打、长针透刺配合拔罐、刮痧、指针、杵针等方法，以平衡阴阳。

1）皮肤针叩刺：在任督二脉选择合适部位进行叩打，尤其是胸腹部和腰背部，一般叩1 cm宽，病情严重且耐受性高的患者可叩出血，耐受力差的患者微出血或皮肤发红即可，在叩打处针眼恢复正常后进行下一次叩打，一般每日1次或隔日1次交替叩打任督二脉。《素问·皮部论篇》言："皮者，脉之部也。邪客于皮，则腠理开，开则邪入客于络脉。"可见邪气侵袭人体，从皮肤入客络脉，浮络又是浮而在外的络脉，孙络是络脉细小的分支，络脉遍布全身，沟通表里与联络诸经，尤其是躯干部的督脉络、任脉络、脾之大络，起着渗灌气血的作用。又《素问·气穴论篇》言："孙络三百六十五穴会，亦以应一岁。以溢奇邪，以通营卫。"皮肤针叩刺由"半刺""毛刺""浮刺"等发展而来，是对皮肤和络脉的刺激，故皮肤针叩刺可开腠理，泻邪热，通络脉，行气血。皮肤针叩刺出血虽属泻法，但从现代医学角度看，在后期对叩刺部位出血的吸收是一个良性刺激，为补法，总体而言是一个先泻后补的方法，故不论实证、虚证均可以用，视患者体质强弱与病情调整叩刺强度即可，故胡老师通任督脉首先用皮肤针叩打，叩通经脉，通经气，调阴阳。

2）透刺法：在胸腹部、腰背部与头部选择穴位使用 1.5～3 寸针进行透刺，将穴位处皮肤提起，行提捏进针法，针至皮下后调转针头，顺经或逆经平刺至另一穴，如长强透腰俞、身柱透大椎。因痿证病因复杂，内外皆病，虽皮肤针叩刺泻表浅邪气，但透刺法可刺激经脉与祛除在里邪气。透刺法的特点是用针数量少，刺激穴位多，针感强，有利于多穴位协同增效。而任督二脉较长，穴位多，故选用透刺法调任督二脉，顺经脉循行方向为补，逆经脉循行方向为泻。这里的补泻看津液与邪气的关系，如邪热伤津则补任脉、泻督脉；湿热侵淫则泻任脉、督脉；精气血津液亏虚则补任脉、督脉。常用穴位如天突、膻中、巨阙、上脘、中脘、气海、关元、大椎、身柱、至阳、筋缩、命门、腰阳关等穴。

3）拔罐法：治疗痿证常用的拔罐法是定罐和走罐，与皮肤针叩刺相同，拔罐近期为泻法，远期为补法。背为阳，为阳气汇聚之处，在背部督脉或足太阳经走罐或定罐既可泄阳热，通经络，又可振奋阳气，促进机体免疫力，加速机体康复；在胸腹部任脉定罐，既可泻阴分热邪、湿邪，又可养阴生津。且五脏六腑之气输注于背部的背俞穴均在足太阳经上，脏腑之气结聚于胸腹的募穴多位于任脉，故对任脉、督脉、足太阳经拔罐还可调节脏腑功能与经络气血。现代研究表明，拔罐法的机械刺激和温热作用，可促进血液循环和新陈代谢，调节神经系统功能，从而调节肌肉关节活动，提高肌肉活力，也可视情况在肌肉痿软局部拔罐。

4）刮痧法：刮痧是以皮部理论为基础，通过在皮肤相应部位刮拭，以达调整经气、扶正祛邪的作用。根据刮拭位置不同、作用不同，在痿证的治疗中一般对任脉、督脉、足太阳经和局部进行刮痧，对任脉刮痧可利湿祛浊，滋阴养液；对督脉刮痧可开窍泄热，通达阳气；对足太阳经刮痧可调整脏腑气血；对局部刮痧可疏通经络，活血化瘀，泻局部湿热邪气。现代研究显示，刮痧时产生的机械刺激和热效应可促进血液循环，改善微环境，促进代谢，促使肌纤维再生，提高肌力，或调节神经系统功能，调节肌肉关节活动。

　　5）指针/杵针：杵针与指针均作用于皮部与筋经，刺激特定穴位或经络，不刺入皮肤，独出邪气而不伤正，可调节脏腑经络气血，患者易于接受，尤其是痿证需要长期治疗，针刺过多易生恐惧，导致放弃治疗，故可以使用指针或杵针与针刺等交替治疗。指针以任督二脉为主，辨证配合十二经穴治疗痿证。杵针治疗是一般以八阵穴和河车路为主，八阵穴是以一个穴位为中宫，以此为中心画一个圆（半径视部位定），将此圆等分为八，形成八个穴位，即乾、坤、坎、离、震、巽、艮、兑，为外八卦，从外八卦到中宫的距离分为三等分，在两个等分处再化两个圆，即为中八卦、内八卦，治疗痿证的八阵穴常用任脉的膻中、中脘、神阙、气海和督脉的大椎、身柱、至阳、筋缩、中枢、命门、腰阳关等为中宫。河车路是一条中线以及中线左右旁开 3 条线共 7 条线组成，一般胸腹部河车路中线为任脉，脑、颈、腰背河车路中线为督脉，使用杵针调任督二脉，可调节诸脏腑经络气血，平衡阴阳。

　　2. 调虚实，和逆顺

　　调虚实、和逆顺，其实就是扶正祛邪、平衡阴阳虚实之意，虚证以扶正补虚为主，常见如肝肾亏虚则滋养肝肾、脾胃虚弱则益气健脾等；实证以祛邪和络为主，如肺热津伤则清热润燥、湿热侵淫则清热利湿、脉络瘀阻则活血通络等。

　　夹脊穴可以调补元气，与多条经络相互联系，一穴可调节多脏腑经络气血，且针刺安全，故可用盘龙针法针刺夹脊穴，一般与任脉、督脉交替使用。除此之外，还可通过临床表现辨别病变脏腑及位置，选取相应经络及其重要腧穴。原穴有调整其脏腑经络虚实，扶正祛邪，使三焦原气通达的作用，又可与络穴配合使用，表里同治。郄穴是经脉气血汇聚之处，刺之可调动本经经气；经穴亦主寒热，阳经经穴为火穴，泻之可清热，阴经经穴为金穴，金生水，补之可生津液。足太阳经主筋所生病，故可取足太阳经治疗筋病，且脏腑俞穴都位于足太阳膀胱经，《难经本义》记载"阴阳经络，气相交贯，脏腑腹背，气相通应"，说明脏腑气血与俞募穴相通，故可使用俞募穴补虚脏，通过六腑泻邪气，疏通气血。临床上常用任脉、督脉、夹脊穴、原穴、络穴、郄穴、经穴、背俞穴、募穴配合治疗，还可取八会穴，如气会膻中、血会膈俞、筋会阳陵泉、骨会大杼根据患者病情取相应穴位。

　　3. 取阳明，润宗筋

　　《素问·痿论篇》曰："阳明者，五脏六腑之海，主润宗筋，宗筋主束骨而利机关也。冲脉者，经脉之海，主渗灌溪谷，与阳明合于宗筋，阴阳总宗筋之会，会于气街，而阳明为之长，皆属于带脉，而络于督脉。故阳明虚，则宗筋纵，带脉不引，故足痿不用也。"且手足阳明经分别为大肠经、胃经，是消化饮食、化生气血、排泄糟粕的重要器官，属多气多血之经，为脏腑、形体、官窍输送养分，痿证多为虚实夹杂，故取阳明补益气血，渗溢脏腑经络，润养宗筋，通利关节，又有通腑利湿之效。

4. 补其荥而通其俞

痿证多虚实夹杂，一般同时予以扶正祛邪。《素问·痿论篇》说"各补其荥，而通其俞"，痿证核心病机为热伤津液，机体失于濡养，故治之以滋阴降火，而阳经荥穴为水穴，补之可对本经有滋阴养液之效，胡老师认为这里的补荥专指补阳经荥穴，但阴经荥穴为火穴，同样可以泻阴经荥穴清热以救津液；这里的"俞"可指代本经的所有腧穴，因津液耗伤，营血虚滞，或湿热邪气阻滞气机，经络气血不畅，需要通经活络，故通其俞（腧），旨在通行血气，濡养经脉。

5. 扶正调神

因痿证患者常伴有情志障碍，中医学有形与神俱的观念，故胡老师在扶正祛邪的同时，常辅以畅达气机、安神定志法，如此才可使患者气机舒畅，气血运行有常，荣卫和谐，骨正筋柔。且痿证康复时间长，只有患者保持积极正向的情绪才可更好地配合治疗与康复。脑为元神之府，人体运动及情绪均受其支配，胡老师常用局部头针如百会、顶颞前线、顶颞后线、脑户等调神开窍；用任督二脉、夹脊穴、足太阳经等入脑的经络扶正调神，恢复神机，也选用手少阴经、手厥阴经、足厥阴经等具有调神作用的经络；用鬼穴、四关穴等行气开郁，安神定志，使神机升降出入正常，精血津液濡养周身，肢体得用。

6. 各以其时受月

人体与自然界为一个整体，自身气血运行与天地之气相互循环适应，故《素问·痿论篇》指出"各以其时受月"，意为在其脏气旺盛的月份进行治疗则易于恢复，如筋痿选择春三月肝气旺盛之时治疗，骨痿选择冬三月肾气旺盛之时治疗。这是为了根据病情需要，等待适合治疗该病或该脏腑之时治之，即气盛之时刺之，正如《素问·八正神明论篇》所言："凡刺之法，必候日月星辰，四时八正之气，气定乃刺之。"但痿证需要及时治疗，若不逢其月，亦可按照子午流注、灵龟八法、飞腾八法等其他按时取穴之法开穴和治疗，如肺热津伤的痿躄，则可在肺与大肠气旺盛的辛日和庚日或寅时和卯时针刺。

# 三、临 床 治 验

- **案1**　泽某，女，28 岁。2018 年 6 月 14 日初诊。

主诉：双下肢瘫软无力 6 个月。

现病史：患者 6 个月前高热后脑膜炎，随后出现双下肢完全瘫软无力，半年来住院康复（具体不详）未见好转。刻诊：双下肢完全无力，不可自主活动，肌肉萎缩，感觉完全丧失，大小便失禁，纳可，眠可，情绪焦虑，面黄略青，体形消瘦，少神，舌红嫩苔黄腻，脉滑细数。

诊断：痿躄。

辨证：湿热瘀阻，气血虚弱。

针灸处方：选用任督二脉和夹脊穴，以及顶颞前斜线、顶颞后斜线和相应十二正经穴。

治疗经过：每次先使用皮肤针叩打，再长针透刺通任督二脉，一日任脉、一日督脉交替进行，配合盘龙针法针夹脊穴，继交替使用刮痧、走罐、定罐通任督二脉或配俞募穴（每次使用一种方法）；针刺顶颞前斜线、顶颞后斜线和十二正经穴（足三里、悬钟、三阴交、太溪、曲池、合谷、太冲、委中、丰隆、阳陵泉等，每次取 5~7 穴）。1 周治疗 4 次，治疗 6 个月后双下肢肌力与运动功能基本恢复，跑步或行走过多时略感力量不足，感觉完全恢复，大小便正常。随访 3 年，力量与运动如常。

**按**　本案患者是高热伤津，机体失于濡养发为痿躄，日久则肝肾阴虚，湿热流连，治宜清热除湿，益气填精。先用任脉、督脉、夹脊穴补肺脾肾，滋养阴液，补肾强骨，益气升提，固摄膀胱，共调脏腑气血平衡，阴平阳秘则神机得运，神调气顺，动作、感觉正常，此为胡老师扶正调神之法。因湿热濡渍，肌肉麻木不仁，取曲池、合谷、委中、中极、丰隆清热利湿；湿热郁结日久，肌肉消泺，则骨枯髓减，取足三里、悬钟、三阴交、太溪健脾益胃，充养肌肉，补肾益气，生髓填精；气血不畅，阻滞经络，筋脉失养，取太冲、合谷行气安神，活血化瘀；取筋会阳陵泉强健筋骨。

- **案2**　谢某，男，32 岁。1986 年 3 月 20 日初诊。

主诉：四肢乏力无法自主运动 5 个月余。

现病史：因发热和四肢痿软无力、呼吸困难，入院治疗，诊断为多发性神经根炎。经 5 个月抢救治疗，虽幸免于死，但肢体萎缩活动障碍。刻诊：患者四肢痿软无力，呈完全被动性体位，肢体骨瘦如柴，肌力 1~2 级，肌张力明显下降，腱反射消失，感觉无异常，舌质暗红，苔黄腻，脉沉细滑。

诊断：痿证。

辨证：肺热伤津，湿热阻络。

针灸处方：任督二脉，肩髃、天井、外关、合谷、神门、环跳、承扶、阳陵泉、足三里、地机、承山、三阴交、太溪、太冲等，膀胱经第 1 侧线。

治疗经过：① 任督二脉梅花针叩刺，两脉交替，每日 1 次，以微量出血为度。再针刺留针，第一个月以 2 寸长针行泻法（逆经气方向刺入），第二个月及以后用补法（顺经气方向刺入）；② 肩髃、天井、外关、合谷、神门、环跳、承扶、阳陵泉、足三里、地机、承山、三阴交、太溪、太冲等每次选取 5~7 穴位，交替针刺，每日 1 次；③ 膀胱经第 1 侧线留罐或走罐，每周 2 次。治疗 20 日后，开始见效，肢体可轻度活动，30 日后肌肉开始丰满，肌力恢复到 2~3 级，40 日后逐渐可站立，70 日后可独立行走和用手进餐，115 日后肢体活动与力量基本恢复，遂出院自行锻炼巩固。

按　本案患者辨证为痿证，5 个月以来肢体功能尚未恢复，且舌暗红，苔黄腻，脉滑，表明尚有湿热停留肉腠，故急用皮肤针叩刺任督二脉，泄热除湿；患者是高热后出现肢体痿软，是热结津亏，肢体失于濡养，废痿不用，日久不愈，致肝肾阴虚，故骨瘦如柴，脉沉细，取太溪、太冲、三阴交补肝肾，益精血，填骨髓；在膀胱第 1 侧线拔罐是为扶正祛邪，拔罐使毛孔打开，邪气外泄，后期毛细血管破裂后血红蛋白的吸收是良性调节，为补法；取外关、合谷、足三里、地机、肺俞、脾俞、三焦俞、大肠俞等穴健脾益气除湿；因患者病情严重，气血瘀滞日久，经气不畅，神机失用，用任督脉、足太阳经及四关穴、神门等穴可醒脑开窍，健运神机，再加循经取穴通经活络，使气血流通，促进机体恢复。整个处方体现了痿证患者常因虚实夹杂导致神机失用的扶正调神治法。

● 案 3　谢某，男，7 月龄。2015 年 11 月 15 日初诊。

主诉：右下肢无力 5 个月。

现病史：2 月龄时吃"糖丸"后外感风寒，遂发高热，高热退后出现右下肢无力，逐渐加重，未经系统治疗。刻诊：右下肢无力，无法站立，不可自主活动，肌肉无萎缩，纳眠可，舌淡苔白薄腻，脉濡。

诊断：痿躄。

辨证：肾气不足，脾虚湿滞。

针灸处方：选用任督二脉和夹脊穴，以及足三里、中脘、下脘、气海、关元、悬钟、太溪、四关穴。

治疗经过：① 任督二脉 1 寸针透刺，一次一脉，交替使用；② 点刺夹脊穴（与①交替使用）；③ 足三里、悬钟、太溪、四关穴等体穴针刺后留针 30 分钟，每周治疗 3~5 次，治疗 2 年后，可正常行走，跑步略有跛行，遂回家自行锻炼。注意：因小儿针刺过程中容易挣扎，胸背部较危险，即刺任脉、督脉、夹脊穴时得气则出针，避免伤及内脏。

**按** 小儿脏腑娇嫩，形气未充，当邪热侵袭，肺当先受之，灼伤津液，导致肺热叶焦，发为痿躄。因幼儿月份太小，当时只当发育迟缓，并未及时发现是病理性下肢痿软，后未经治疗，逐渐加重。现下肢完全无法站立与自主活动，使用任督二脉与夹脊穴调脏腑气血阴阳，扶正调神；小儿患病传变迅速，脾常不足，就诊时已未见热证，只见舌淡苔白腻、脉濡等脾胃虚弱、湿邪濡渍肌肉之象，故取足三里、中脘、下脘、气海健脾祛湿，益气养血；患儿下肢无力，肌肉痿软，形似五软中的足软、肌肉软，五软多是脾肾不足所致，且肾藏精，精生髓，髓居骨中，骨骼赖以生长发育，故取关元、太溪、悬钟补肾填精生髓，促进恢复与生长发育；气血滞涩，加四关醒脑开窍，行气化瘀，促使气血流行濡养筋骨。

● **案 4** 彭某，男，14 岁。2017 年 12 月 29 日初诊。

主诉：右下肢乏力 1 年余。

现病史：2016 年 1 月 15 日发热、长水痘后，出现右脚无力，小便不禁，胸 4 脊柱水平下无知觉，某医院诊断为急性脊髓炎。刻诊：右下肢乏力，明显跛行，肌肉略有萎缩，大便干结，小便白日频，不能自控，夜尿床，纳可，面白，体略胖，神清，舌红苔中后黄腻，尺脉沉弱。

诊断：痿躄。

辨证：脾肾气虚，湿热阻滞。

针灸处方：选用任督二脉和夹脊穴、相应十二正经穴。

治疗经过：首先使用 2 寸长针一次一脉交替透刺任督二脉，任脉逆经，督脉顺经，再针刺肝夹脊至关元夹脊与十二正经穴，关元、阳陵泉、太冲、足三里、悬钟、太溪、水分、天枢、水道、曲池、支沟、列缺、经渠、太渊、孔最、合谷，每次选取 3~5 穴，隔日 1 次，5 次为 1 个疗程。治疗 1 个疗程后，右下肢力量与运动均明显好转，可自行控制小便。治疗 3 个疗程后，右下肢肌力和运动基本恢复正常，可自行控制小便，大便正常。

**按**　本案患者发病是水痘病高热后出现痿证，迁延日久，虚实夹杂，胡老师以扶正祛邪调神为治疗原则，透刺任督二脉。因湿热毒蕴，郁蒸肌表，肺热叶焦，发为痿躄，脾热胃干而肌肉不仁，且尚可见热证，如大便干结、舌红苔黄腻，故选用水分、天枢、水道、曲池、支沟和小肠、三焦、大肠夹脊穴等清热祛湿；列缺与合谷原络配穴，以通腑泄热；补经渠以生津；肺气不足，肺魄失调则感觉消退，动作失调，故取太渊补肺气、孔最调经气，协调肺魄，扶正调神，醒脑开窍，促使感觉恢复、动作协调；郁热不退，伤津耗液，津载气，气随津减，脾肾气虚，摄纳无力，膀胱失约，则出现小便频数，不可自控，且患者正处于生长发育阶段，故取关元和肝、脾、肾、关元夹脊穴补肝肾，强筋骨，健脾益气。

（冯晓茜　整理）

# 第十讲

痹证的辨治经验

痹证是指风寒湿热之邪合而闭阻经络，影响气血运行，导致的以肢体肌肉、筋骨关节等部位疼痛、肿胀、麻木、重着甚至活动不利为主要表现的病证，最早相关记载散于《黄帝内经》中。西医学多见于痛风、风湿性疾病、结缔组织疾病、骨关节疾病、周围血管病、干燥综合征、类风湿关节炎等疾病。其病因复杂，发病部位广泛，病程长且缠绵难愈，对患者的生活和心理都带来极大的负担，预后也一般较差。

针灸治疗痹证有着极大的临床优势与理论支持，病证初起时不难治愈，晚期则缠绵难愈。胡老师主张在痹证的诊治中，要辨证施治，首先要根据外因与内因，充分分析患者的病机转化过程与目前受邪部位，将躯体呈现的外在症状与内在脏腑联系起来，标本兼治，并灵活结合循经取穴、阿是穴围刺、输穴与合穴配伍等取穴原则，综合治疗。同时，重视患者情志与睡眠的调节，以达到调和阴阳、扶正祛邪的目的。

# 一、对病因病机的认识

胡老师认为治疗痹证，首先要辨明病因及病位所在。痹证的病因主由外因和内因两部分组成，病机与五脏均密切相关。

1. 病因

（1）外因

1）外邪侵袭：痹证的主要因素为外感风寒湿三气。《素问·痹论篇》曰："风寒湿三气杂至，合而为痹也。其风气胜者为行痹，寒气胜者为痛痹，湿气胜者为着痹也。"此三邪往往与外界客观因素关系密切，包括环境、季节、气候等，如久居潮湿阴冷之地、长期水中作业、多阴雨天气等。《灵枢·周痹》云："风寒湿气，客于外分肉之间，迫切而为沫，沫得寒则聚，聚则排分肉而分裂也，分裂则痛。"

2）痰浊瘀血：痰瘀病理因素贯穿痹证发展的始终。痹证最本质的原因是正气不足，营卫不和，气血亏虚，人体经脉运行不畅，进而形成瘀阻，津液运行不畅，滞留于体内形成痰浊，痰浊与瘀血交接融合，可成痰瘀，阻于经络、关节、滑膜，使关节肿胀、变形、畸形，严重影响人们的正常生活。结合风寒湿三邪乘虚而入，故经脉气血愈阻而致痹。

叶桂创立了"久病入络"学说，并且在《临证指南医案》中详细地阐述了痹证的各个阶段的病因病机，认为痰浊瘀血是痹证的致病因素。痹证发病时痰浊瘀血作为病理产物出现，作用于各个脏腑组织器官，导致经脉结滞，气血运行不畅，筋骨不利，发为此病。

行痹：以感受风邪为主，症状为肢体关节走窜疼痛，痛无定处，或在一处作痛，向远处放射，牵掣麻木，舌淡苔白、脉浮。

痛痹：以感受寒邪为主，症状为肢体关节疼痛较剧，痛有定处，得热痛减，遇寒尤重，局部无红肿热胀，舌淡苔薄白，脉多弦紧。

着痹：以感受湿邪为主，症状为肢体关节重着、酸楚，或有肿胀，痛有定处，肌肤麻木不仁，苔白腻，脉多濡缓。

风湿热痹：以感受风湿热邪气为主，症状为关节疼痛，局部灼热红肿，得冷则舒。痛不可触按，可病及多个关节。多兼有发热、恶风、口渴、烦闷和小便赤、大便秘结等全身症状。舌红苔黄，脉滑数。

顽痹：若为热盛伤阴，则病情迁延日久，症状为关节肿胀热痛，或局部发红，心烦口渴，或皮肤干燥，肌肉消瘦，口干舌燥，舌红苔白或黄少津，脉多细数或弦数。若为寒凝久痹，症状为关节肿胀疼痛，得热则舒，遇冷则重。屈伸不利或兼见恶风形寒，舌暗红，苔白，脉沉缓或弦细。

（2）内因：痹证虽以风寒湿热痰瘀等为致病的外在条件，然脏腑不足、正气虚衰亦为其重要的内在因素。

1）肝肾不足："淫气，谓气之妄行者，各随脏之所主而入为痹也"，从五脏学说上，肝主筋，肾主骨，肝肾不足则筋骨不健，故风寒湿三邪易侵；肝主血，肾主精，痹证日久则精血亏虚；血可载气，正气亏虚，阳气不能外达四肢，关节、筋脉则失于濡养、温煦，故痹证愈重。《中风厉节病脉证并治》云"寸口脉沉而弱，沉即主骨，弱即主筋，沉即为肾，弱即为肝"，肝肾不足是厉节病发生的先决条件。胡老师认为临床上如类风湿关节炎之肝肾不足证之病因病机可做如此解释。

2）气血不足：正气是人体对疾病的抵抗及调节、康复能力，正气不足可能是先天或后天导致的。正气亏虚是痹证发生的内在因素，多因年老血虚，正气渐衰，营卫失和，血不荣筋，以致筋骨不能濡养、经脉痹阻不通，所谓"不荣则痛"。久则凝涩结络，出现关节疼痛、肿胀、变形等临床症状。

3）脾肾不足：脏腑不足，正气虚衰。脾虚不足者，脾之运化不及，内则水湿不化，复招外湿侵袭，外湿困脾而进一步滋生内湿，内外湿相互影响，互为因果，终致痹证。肾虚不足者，气虚不运，精亏血少，故机体失养，抵抗能力下降，易招致风寒湿热等外邪侵袭。

2. 病位

按四时受邪部位划分，春为筋痹，夏为脉痹，至夏为肌痹，秋为皮痹，冬为骨痹。

（1）筋痹：以筋的症状为主的痹证。《素问·长刺节论篇》曰："病在筋，筋挛节痛，不可以行，名曰筋痹。"临床表现为筋脉拘急，关节疼痛而难以伸张。因筋聚于关节，风寒湿邪气侵于筋所致。

（2）脉痹：《素问·痹论篇》曰："脉痹不已，复感于邪，内舍于心。"《素问·四时刺逆从论篇》曰："阳明有余，病脉痹，身时热。"临床表现为肢体疼痛，皮肤不仁，皮色暗黑或苍白，脉搏微弱或无脉等。因于湿热，故多发于夏季。

（3）肌痹：《素问·长刺节论篇》曰："病在肌肤，肌肤尽痛，名曰肌痹，伤于寒湿。"其病变在肌肉，以肌肉酸胀疼痛为主，初起皮肤肌肉疼痛，或恶风寒，继则肌肉、筋脉拘急，影响关节而致活动不利。肌皮相连，且皮肤为人身之外卫，邪从外入，首犯于皮，故皮痹、肌痹有时同见。有皮痹则手足逆冷，遇寒手足皮肤变白变紫，或伴有颜面、眼睑皮肤发生水肿，呈紫红色，或胸背部弥漫性潮红。

（4）皮痹：《张氏医通》卷六曰："皮痹者，即寒痹也。邪在皮毛，瘾疹风疮，搔之不痛，初起皮中如虫行状。"以皮肤浮肿，继之皮肤变硬、萎缩为主要症状，轻者皮肤病变局限，呈片状、点状或条状损害，皮肤颜色呈淡紫色或似象牙色，继之变硬、萎缩。重症者皮肤病变广泛，四肢、胸颈、面部皮肤均可累及，皮肤坚硬如革，表面有蜡样光泽，不能捏起，手指伸屈受限，面无表情，张口不利，眼睑不合，胸背如裹，后期皮肤萎缩变薄。若累及脏腑可见吞咽困难、腹胀纳呆、胸闷气短、心悸心痛等症。

（5）骨痹：《素问·长刺节论篇》曰："病在骨，骨重不可举，骨髓酸痛，寒气至，名曰骨痹。"《张氏医通》和《类证治裁》均提道："骨痹，即寒痹、痛痹也。症见骨节疼痛，四肢沉重难举，有麻冷感；或骨痛，身重，有麻痹感，四肢沉重难举；甚至其证痛苦切心，四肢挛急，关节浮肿。"

患病日久，病邪入里。筋为肝之所主，入肝则夜卧易惊、多饮；脉为心之所主，入心则心悸、喘、上气；肌肉为脾之所主，入脾则四肢疼痛、无力；皮为肺之所主，入肺则烦满喘而呕；骨为肾之所主，入肾则腹胀、骨痿。此外，若入肠则饮水而小便不畅。

# 二、临床治疗经验

胡老师认为，针对痹证的针灸治疗，需要从急则治标、缓则治本、辨证取穴等多角度综合考虑，同时在临证时还要重视患者的情志和睡眠状况。

1. 针灸选穴

（1）治本：肝脾肾亏虚是痹证发生发展的主要内在因素，故对痹证的治疗，不可只注重四肢躯体的症状改善，亦需重视对先后天之本的调节以及脏腑阴阳的调和。

1）调肝肾：叶桂在《临证指南医案》中提出"风气内动致痹论"，强调"体质阴虚，肝木偏亢"在痹证发病中的重要作用。肝肾阴阳互滋互制，痹证日久，耗伤气血，损及脏腑，导致肝肾不足为虚，在治疗时应当注意滋补肝肾之阴。

2）调脾胃：脾胃为后天之本，气血生化之源，脏腑、形体均有赖于水谷精微的滋养。痹证多为本虚标实，治疗应当补虚扶正不留邪，驱邪外达不伤正。调脾胃即调气血，是补虚扶助正气的根本，气血化生有力能够使机体得到营养支持，筋骨关节得以滋养，经脉调畅，营卫调和，恢复正常的生理功能。

3）调脾肾：肾为先天之本，脾为后天之本，正如《医宗必读·肾为先天本脾为后天本论》曰："善为医者，必责其本，而本有先天后天之辨。先天之本在肾，肾应北方之水，水为天一之源。后天之本在脾，脾应中宫之土，土为万物之母。"脾肾为先后天相互资生，若脾阳亏虚日久，阳气生化乏源，久则累及肾阳，肾阳亏虚，无以温煦脾阳，脾肾阳虚所致之痹证当温补脾肾之阳，而"温补者，莫过于灸法"。艾灸以其温热之性，透达肌肤腠理，贯通经络气血，调整脏腑阴阳。因此，在治疗中往往使用艾灸或针灸并用来温补脾肾之阳。

此外，根据病因应辨证取穴，风胜则取祛风之穴加和"血"相关的穴，源于"治风先治血，血行风自灭"；寒胜则取温阳之穴和督脉之穴；湿胜则取祛湿之穴和温阳之穴；热胜则选退热之穴。

（2）治标

1）阿是穴围针重灸：痹证选穴近取为主，基于"以痛为腧"的原理常选用阿是穴，阿是穴往往是疾病局部病变的反应点，同时也是针灸治疗的良好刺激点。围针最早起源于《灵枢·官针》的"豹纹刺"，在疼痛中心直刺一针，周围多针斜刺，针尖向疼痛根部，使用围针斜刺的方法能直达病所，从而达到活血通络、调节气血的效果。重灸是较传统艾灸刺激量更大的一种艾灸疗法，强调艾灸时间要长，灸量充足，利用持续稳定的温热刺激，使灸感透达全身，以温经散寒，调和气血。在疾病初期时一般选用温灸，灸量宜小，取小火微微温通之意，此时病邪尚浅，正气未虚，只需微微温通辅助即可驱邪外出。历代医家认为，痹证病机为本虚标实，内里正气亏虚，容易受到外来邪气的侵犯，正气不足无力驱逐外来邪气，导致疾病反复，久病不愈，积成痼疾，正虚邪盛。因此在疾病中后期，往往需要重灸来扶正祛邪，拔除痼疾。重灸在古代医籍中多有体现，《痰火点雪》曰："若年深痼疾，非药力所能除，必借火力以攻拔之。"《医宗金鉴》云："凡灸诸病者，宜火足气到，方能求愈也。"重灸的特点是灸量大、持续时间长。现代研究表明，艾灸主要通过温热效应、光辐射效应以及艾烟产生治疗效果，改变血液组分和血流动力学、调控血管舒缩和释放炎症因子，调节神经-内分泌-免疫网络，从而促进脏腑功能恢复。要想达到重灸的效果，须以"灸透"为要点。"灸透"即艾灸产生的热量由所灸的穴位向身体其他地方渗透，再回到原位或一直灸到头、足都发热。这与灸量的积累密切相关，"艾灸扶阳、多灸重灸"，现代灸法的循经传感研究表明，在灸至一定壮数时传感开始发生，首先为线状，继而为带状，速度由慢逐渐变快，这是一个由量变到质变的过程，非重灸不可实现。操作时将一支 20 cm 艾条平均分为 4 段，放入自制灸盒中置于针刺局部或特定部位，待艾条自然燃尽，这个过程往往需要 30~60 分钟。同时，艾灸顺序也非常重要，《千金要方》云"凡灸当先阳后阴，从头向左而渐下，次后从头向右而渐下"，背部、上身归于阳；腹部、下身归于阴；头为阳、足为阴；左为阳，右为阴。《明堂灸经》也指出："先灸上，后灸下；先灸少，后灸多，宜慎之。"根据经气在人体内的循行规律：一般是从阳气较足的部位流向阳气较弱的部位，故在艾灸多个部位时应该遵循经气的循行次序，先背部、后胸腹，先头身、后四肢，先左后右，使阳气灌注全身。既能引热邪外发，使体内火毒有路外达，又可温经散寒，行气通络。围针重灸对各类痹证均有良好的治疗效果，治疗时应注意以下方面。① 无诱发性疼痛的患者可以中心针刺，但如三叉神经痛、枕大神经痛等神经痛患者，不可以中心针刺，只能周围斜刺。② 针刺应围住疼痛根部。③ 根据不同部位可以选择不同的艾灸方式，背部、腹部可用灸盒。

　　2）循经取穴：治疗痹证需要遵从"经脉所过，主治所及"的治疗原则，从病变部位确定其所属的经脉，然后在其所属的经脉上选取相应的穴位进行治疗。《素问·痹论篇》亦云："帝曰：以针治之奈何？岐伯曰：五脏有俞，六腑有合，循脉之分，各有所发，各随其过，则病瘳也。"

3）筋会阳陵泉：中医经络系统中的"筋"指"经筋"，对应现代解剖学中的筋膜、韧带、肌腱等组织。筋是经络系统的重要组成部分，主司运动，阳陵泉位于膝旁，"膝为筋之府"，主屈伸。阳陵泉为足少阳胆经之合穴，也是八会穴之一筋之会穴，为筋气聚会之处。《针灸大成》记载："膝伸不得屈，髀枢膝骨冷痹，内外廉不仁，偏风半身不遂，脚冷无血色……凡腿脚病，此筋中风寒湿也，取此穴无不效者，乃筋会此穴故也。"此外，还有大量文献记载表明针刺阳陵泉穴治疗痹证有显著效果。

4）五输穴中的输穴、合穴：临床上常选用输穴和合穴相配伍来治疗痹证，《难经·六十八难》云："井主心下满，荥主身热，输主体重节痛，经主喘咳寒热，合主逆气而泄。"输穴多分布于手掌指关节或足跖趾关节后，合穴位于肘、膝关节附近。"输主体重节痛"，表示输穴可用于寒湿、湿热、脾虚湿困而致的筋骨肉病证。"合主逆气而泄"，表示合穴具有调节气机的作用，主要用于治疗脏腑气机升降失常而致的病证。

（3）调情志，安睡眠：胡老师认为，几乎所有的疾病都会涉及患者本身精神情志神机的改变。在此基础上，更强调"暴病伤神，久病伤神，疼痛伤神"。因此，在治疗上都会选择具有调节神志作用的腧穴，通任督、用鬼穴和诸穴同刺之法灵活贯通、治神调气，尤其对于新发急重症、久病重病和疼痛明显的患者，使用调神穴位更多，甚者全部使用调神穴位，以达到安神定神之功，在临床上也取得了非常满意的疗效。

2. 针灸方法

（1）针刺：针刺治疗痹证时，通常在中医辨证的基础上，在病变部位近端选取阿是穴，远端循经取穴，同时结合经络特点综合治疗。通过运用提插、捻转等手法进行治疗，注重患者有酸麻胀痛等"得气"的针感，以促进人体的正气恢复，迫邪外出，使经脉通畅，气血调和，从而达到治疗疾病的效果。

（2）艾灸：艾叶气味芳香，味辛，微苦，性温热，具纯阳之性，通过燃烧对局部腧穴产生的温热刺激及药物的药理作用而起到治疗作用。艾灸具有温经散寒、行气通络、升阳举陷、补脾益气、防病保健等众多作用，对多种疾病均有治疗作用。尤其是对于风寒湿邪导致的痹证，疗效理想。艾灸不仅可以单独使用，还常常与针刺相结合，具有活血行气、通络止痛的作用。

（3）火针：痹证以寒为多，寒邪凝滞经络，不通则痛，发而为病。火针疗法属于温通法，火针借助火热之力，集针刺和灼灸于一体，通过灼烙人体腧穴，给邪以出路，使瘀血、痰浊、水湿等有形之邪，以及风寒暑湿燥火等无形之邪，均从针孔排出体外，驱邪外出。此外，火针可以温通经脉，使局部毛细血管扩张，促进血液循环，加快新陈代谢。

（4）针刀：针刀属于特殊类型的针刺，不仅可以刺激经络穴位，还可以切开瘢痕、分离粘连、松解挛缩、疏通堵塞，适用于痹证中的慢性软组织损伤和骨质增生性疾病。

此外，亦可选择拔罐、中药熏洗和内服中药方剂。

# 三、医案举隅

● **案1** 张某，男，50岁。1980年8月12日初诊。

主诉：腰部及右下肢疼痛2个月，加重20日。

现病史：2个月前出现腰连右下肢疼痛，右下肢后缘大腿上二分之一处呈持续性剧烈疼痛，并放射至同侧小腿和足底部。初起仅在行动时疼痛，20日来渐次加剧。患者既往X线检查示第3~5腰椎体有骨质增生。平素依靠止痛药缓解，症状改善不佳，遂求诊于针灸科门诊。刻诊：患者腰部及右下肢疼痛剧烈，行坐艰难，动则痛剧，难以忍受。患肢冷，遇寒痛甚，得热则减。面色青而苍白，舌淡，舌体胖嫩有齿痕，苔白，脉弦紧。

诊断：中医诊为痛痹；西医诊为根性坐骨神经痛。

辨证：脾肾阳虚。

针灸处方：环跳、殷门、委中、阳陵泉、承山、昆仑、束骨及天应穴。

治疗经过：首日先取双侧上述穴位行常规针刺泻法，不留针，针5次。其间行艾灸2次，拔火罐1次，皮肤针1次，均不能缓解疼痛。次日，仍选上述穴位，针刺2~3次，每次均以温针留针30分钟以上，针刺后疼痛明显缓解，但出针4小时后又复发，于是再重复此法治疗。7日后症状明显改善，可下床活动。以后改为每日针灸1次，均用温针。治疗46日后，症状基本消失，可以进行轻微劳动而出院。

> **按** 本案患者五旬之人，年老脾肾阳虚，精血不足，脉络失于濡养，复因劳损筋肉，加快病情进展。"经脉所过，主治所及"，根据经络循行，疼痛部位主要归属于足太阳膀胱经和足少阳胆经。足太阳膀胱经，为巨阳之脉，"是动则病，项如拔，脊痛，腰似折"；足少阳胆经，"是主骨所生病者……胸、胁、肋、髀、膝外至胫、绝骨、外踝前及诸节皆痛"。以此2条经脉为主，循

经取穴，达温肾助阳止痛、调和气血之效。温针又可温补阳气，加强针感，促进局部血液循环，故可止痛。

● **案2**　林某，女，39岁。2018年3月23日初诊。

**主诉：**手足关节肿痛伴晨僵10余年，加重1周。

**现病史：**患者自诉工作繁忙，经常加班，并喜好游泳，尤其喜欢冬泳。平素自觉怕冷，关节时有疼痛，但未予重视。至10余年前症状加重，遂往当地医院就诊，诊断为类风湿关节炎。其后急性发作时行免疫制剂（具体不详）、激素治疗，缓解期口服甲氨蝶呤维持。但症状时有反复，掌指关节逐渐畸形。1周前，时值春季，症状趋重，伴胁肋不舒，时有胀痛；双侧手指关节屈曲畸形、肿胀、压痛、僵硬伴活动受限。患者为求进一步治疗，遂求诊于针灸科门诊，见舌质偏白、苔薄、脉弦细。

**诊断：**中医诊为痹证；西医诊为类风湿关节炎。

**辨证：**寒湿阻滞。

**针灸处方：**阳陵泉、阿是穴。

**治疗经过：**选取上述穴位火针针刺，每周治疗2次，共治疗14次，2个疗程。其症状缓解明显，特别是诸关节拘痛、僵硬明显改善，生活能够自理。

**按**　本案患者平素劳累过度，耗损正气，致素体正气不足，则畏寒怕冷。寒湿之邪乘虚而入，侵扰筋骨关节，导致气血闭阻，筋脉不畅，故关节疼痛，屈伸不利。得病日久，耗损肝肾阴血，筋骨失养，故见关节肿痛、僵硬畸形、屈伸不利、活动障碍。本病病因病机较为复杂，既可以归属于中医"骨痹"范畴，也可以归属于"筋痹"范畴，但均为寒湿之气侵于筋骨所致。结合患者舌质偏白、苔薄，脉弦细，脉证合参，证属寒湿阻滞。阳陵泉是治疗经筋疾病的要穴，取其舒筋通络、壮筋止痛之效，同时选取局部阿是穴，诸穴予以火针治疗，激发正气，温阳散寒、通络止痛。

（张彩荣　整理）

# 第十一讲

脾胃系疾病的辨治经验

脾胃同居中焦，上为膈肌，右临肝胆，下接肾和膀胱，为五脏六腑之枢纽，有承上启下的作用。仲景云：人受气于水谷以养神，水谷尽而神去，故云安谷则昌，绝谷则亡。水去则荣散，谷消则卫亡，荣散卫亡，神无所依。而水谷入于胃，脾行运化之功能，将水谷化为精微物质以灌四旁，濡养全身，故称脾胃为"后天之本""生化之源"。

# 一、对病因病机的认识

胡老师在经典理论的基础上，进一步阐发《黄帝内经》中"土者生万物"的理论，认为无论内伤或外感发病，均是由人体气虚为前提。即疾病的形成，是由于气不足，而气之所以不足，是因脾胃损伤所致。而脾胃功能正常与否，与以下因素有关。

1. 脾胃气血阴阳之胜衰

明代张介宾之《景岳全书》云："历观《内经》诸篇而参考之，则元气之充足，皆由脾胃之气无所伤，而后能滋养元气；若胃气之本弱，饮食自倍，则脾胃之气既伤，而元气亦不能充，此诸病之所由生也。"胡老师认为，现代很多人作息不规律、饮食不节等，均可损伤脾胃之气血，使之阴阳失衡。例如，脾气不足或者胃阴亏虚等均可导致水谷不能正常运化，而致水湿内停。

2. 精神情志变化之影响

《素问·阴阳应象大论》曰："人有五脏，化五气，以生喜怒悲忧恐。"说明情志活动和脏腑气血变化密切相关。五脏藏精化气生神，神接受客观事物的刺激而产生各种功能活动，神动于内，情现于外。不同的情志变化对脏腑有不同的影响。胡老师认为，现代人的生活节奏快，生活压力较大，作息不规律，常导致精神过于紧张或过思或过忧，两者皆可引起脾胃的气机运动功能失常。过思可致脾胃气滞或气结，过忧则可导致肝气郁结而横逆犯脾胃。脾胃作为上焦与下焦之气机运动的枢纽，脾升胃降功能的协调有利于三焦之气机是否畅通无阻。若脾气不升，精微物这种功能物质无法散至全身，而致其他脏腑经络器官失于濡养，而出现一系列不足之证；若胃不降浊，则浊气上逆，可导致腹胀、口臭等病变。

这两者之间相互影响，故胡老师在治疗脾胃系疾病方面，常两者兼顾，以健脾和胃之扶正为主，兼以疏肝理气、解郁安神为辅，共奏"扶正调神"之功效。

# 二、临床治疗经验

### 1. 局部取穴

循行于腹部的经络有足阳明胃经和任脉，故局部取穴以此二经上的腧穴为主。足阳明胃经位于腹部的腧穴不容、承满、梁门、关门、太乙、滑肉门、天枢等，均可治疗与脾胃功能失常所致的消化功能障碍的症状，如腹胀、纳差等；任脉的上脘、中脘、下脘这三脘穴分别对应胃的贲门、胃体、幽门三个部分，是治疗脾胃功能失常的常用穴位。脾胃功能失常，常可导致气血生化不足，而致气虚等，位于任脉上的气海、关元等穴位，为补益的重要穴位。其中，气海穴，可主人体各种气病，具有温中补肾、益气、理气的功效。而关元穴是小肠的募穴，也是足太阴脾经、足厥阴肝经、足少阴肾经与任脉的交会穴，因其强大的补益功效，而被称为"千年野山参"。二穴搭配，有温补元气之功效。

### 2. 远端取穴

（1）太冲、合谷：二穴相配，在针灸上称为"四关穴"，有疏肝解郁、理气宽肠的作用，可治疗肝气郁结导致的腹胀、腹痛等脾胃疾病。

（2）颊车：为足阳明胃经位于面部的腧穴，亦为鬼穴之一，有调节精神情志的作用，尤其是对因胃肠道不适而引起的焦虑、失眠、心烦等症状，常可搭配使用。

（3）内关、公孙：内关配公孙为八脉交会穴之一。《灵枢·经脉》曰："手心主之别，名曰内关，去腕二寸……实则心痛，虚则为烦心。取之两筋间也。"《难经·二十九难》曰："冲脉为病，逆气而里急。""阴维为病，苦心痛。"《灵枢·经脉》曰："足太阴之别，名曰公孙……其别者入络肠胃，厥气上逆则霍乱，实则肠中切痛，虚则鼓胀，取之所别也。"由此可见，冲脉病候和内关、公孙主治均有里急和腹内作痛拘急。公孙、内关搭配，可治疗腹部各种不适症状。

（4）足三里：足三里为循经远端取穴。足三里是保健要穴，有调理脾胃、补中益气、扶正祛邪、提高免疫力等作用。

# 三、医 案 举 隅

● **案** 李某，男，36岁。2014年5月3日初诊。

主诉：呃逆3日。

现病史：患者因受凉后出现呃逆，声音较响，影响睡眠，纳食可，大小便正常。自诉4年前出现过相似症状。现症见：呃逆声不止，舌胖嫩，苔白腻，脉滑。

诊断：呃逆。

辨证：寒湿阻胃。

针灸处方：神阙、膈俞、至阳、颊车、太冲、足三里等。

治疗经过：首诊给予神阙、膈俞二穴先进行闪罐和留罐，以梳理中焦之气机，再予以强刺激至阳穴，然后针刺颊车、太冲、合谷、内关、公孙、足三里、丰隆；盒灸腹部，以神阙穴为中心。二诊时自诉夜间未再出现呃逆，入睡可。早饭后再次出现呃逆，症状同前。舌淡胖，苔白腻，脉滑。继续给予神阙穴闪罐和留罐，并针刺内关、公孙、太冲、合谷、足三里；足三里以温针灸；麦粒灸中脘、关元等。三诊时诉呃逆较前明显减轻，上半夜呃逆，下半夜症状消失；早饭后呃逆发作。舌诊可见舌淡暗，苔白腻较前略缓解；脉关部滑。治疗给予针刺内关、公孙、太冲、合谷；麦粒灸鸠尾、中脘、气海、关元。电话随诊，患者告知症状完全消失。

> **按** 呃逆俗语即打嗝，多与食积、胃寒、胃热、肝气犯胃等所引起的胃气上逆有关，为针灸科常见病。首诊时根据病史以及舌苔脉象所示，考虑患者为脾虚夹湿体质，胃脘部受寒，寒湿交聚，阻滞中焦，而致胃失和降，胃气上逆，治以健脾化湿、宽胸理气、和胃降逆止呃。首诊时，急则治标、缓则治本。先以和胃降逆、止呃安神为主，兼以健脾化湿。故在神阙穴和膈俞穴行闪罐及留罐，以疏通气机、宽胸利膈、和胃降逆。膈俞为足太阳膀胱经腧穴，亦有理气宽胸、活血通脉的作用。再强刺激至阳穴。至阳穴，《针灸穴名解》云："至者，达也，又极也。人身以背为阳，而横膈以下为阳中之阴，横膈以上为阳中之阳。阳中之阳，即阳之至也，故名至阳。"故该穴有交通阴阳的作用，且该穴旁开1.5寸为膈俞，故该穴又有宽胸利膈、治疗膈肌痉挛的作用。三穴同属于局部取穴，虽操作不同，但共奏理气和胃、宽胸利膈的作用。配合针刺

内关、公孙，以协助调理脾胃升降功能，足三里配合丰隆有健脾胃、利痰湿的作用，以治本。针刺颊车、太冲、合谷，以疏肝理气、恢复肝之疏泄的功能，有利于脾升胃降的正常运行，且可解郁安神，避免患者情绪紧张而致气机郁滞，加重病情；腹部行盒灸，有温胃暖脾之功效。二诊时，患者症状减轻，偶有呃逆，舌淡胖，苔白腻，脉滑。仍辨证为脾虚夹湿、胃失和降、气逆上冲动膈之证，故继续予以神阙穴闪罐及留罐，并针刺内关、公孙、太冲、合谷、足三里，并在足三里行温针灸以加强健脾胃的作用。麦粒灸中脘、关元以温中行气。中脘为中丹田、关元为下丹田，麦粒灸二穴可刺激腹部气机的运行。三诊时，患者自诉症状明显减轻，舌诊可见舌淡暗，苔白腻较前略缓解；脉关部滑。此时，以治本为主，针刺内关、公孙、太冲、合谷以疏肝理气、和胃降逆；麦粒灸鸠尾、中脘、气海、关元以温胃暖脾。纵观该治疗过程，以局部取穴为主，远端取穴为辅；以健脾和胃、降逆止呃为主（神阙、膈俞、至阳、天枢、中脘、气海），兼以太冲、合谷、颊车调神，辅以足三里温针灸和麦粒灸中脘、气海、关元以补益正气，共奏扶正调神、健脾和胃之功效。

（张春霞　整理）

# 第十二讲

肠易激综合征的辨治经验

肠易激综合征是以与排便相关的腹部不适或腹痛为主的功能性肠病，往往伴有排便习惯改变和大便性状异常，症状持续存在或反复发作，经检查排除可引起这些症状的器质性疾病。本病是最常见的一种功能性肠道疾病，患者以中青年居多，50岁以后首次发病少见，与胃肠动力异常、内脏感觉异常和精神、饮食因素有密切关系。

肠易激综合征以腹痛、腹胀不适、泄泻或便秘为主要临床特征，归属于中医学"腹痛""泄泻""便秘"等范畴。胡玲香老师运用中医针灸理论，结合该病的发病机制和临床特点，并通过多年的临床实践和研究，提出肝郁脾虚湿困为肠易激综合征的核心病机，分三期辨证论治，针灸罐并用，衡法治疗夹瘀证，配合心理疏导和饮食调摄，取得很好的临床效果，值得临床借鉴。

# 一、对病因病机的认识

胡玲香老师认为，临证时必须结合临床特点，抓住肠易激综合征的核心病机为肝郁脾虚湿困，将"扶正调神"治疗贯穿该病的始终。脾虚为发病之本，肝郁气滞为诱发和加重之因，四川患者所见之症多夹湿邪困阻脾胃气机，而成湿泻或湿秘。气滞易致血行不畅，留而成瘀，气虚亦可成瘀，因此在各个阶段和证型都可伴见血瘀之症。

## 1. 脾胃虚弱为发病之本

肠易激综合征病位在肠，但病本在脾。因为脾为后天之本，主运化，主升清，因此在食物消化、吸收和排泄的整个过程中都起着主导作用。小肠的分清别浊，大肠的传导糟粕，都必须依赖于脾气健旺才能发挥正常生理功能。若因饮食失节，脾胃受损；或思虑太过，损伤脾气；或郁怒伤肝，肝气郁结，横逆犯脾，日久都可导致脾气虚弱，而影响大小肠的功能。如因脾不升清，则浊气不降，中焦气机阻滞，而致腹胀、腹痛；脾虚不能运化水液，则致小肠清浊不分，混杂而下，并走大肠则便溏、腹泻；脾气虚，土不能生金，还可导致肺气不足，气虚大肠推动无力，则可见大便艰涩而不行，即气虚便秘。

## 2. 肝郁气滞为诱发加重之因

患者平素脾胃虚弱，复因情志影响，忧愁思虑过度，或抑郁恼怒，情志不舒，精神紧张，以致肝气郁结，横逆乘脾，运化失常，脾胃失却升清降浊之功而致泄泻。《景岳全书·泄泻》云："凡遇怒气便作泄泻者，必先以怒时挟食，致伤脾胃。故但有所犯，即随触而发，此肝脾二脏之病也。盖以肝木克土，脾气受伤而然。"肝脾之气郁结，或久坐少动，气机不利，均可导致腑气郁滞，通降失常，大肠传导失职，糟粕内停，不得下行，或欲便不出，或出而不畅，或大便干结而成气秘。如《金匮翼·便秘》曰："气秘者，气内滞，而物不行也。"或因泄泻之后，津液亏损，肠道失润而便秘，致泄泻与便秘交替发作。

3. 湿邪困阻为四川患者常见之证

四川地处盆地，常年温暖潮湿多雨；研究发现，四川地区脾虚倾向体质者占多数，而脾虚易生内湿，内外合邪，因此湿邪致病很常见。因脾喜燥而恶湿，外来湿邪，最易困阻脾土，以致升降失职，清浊不分，水谷混杂而下发生泄泻，故有"湿多成五泄"之说。湿邪困阻脾胃气机，亦可致腑气不畅，形成湿秘。《严氏济生方·秘结论治》中也有"湿秘"的论述：湿为阴邪，易伤阳气，病久可出现各种变证，如脾肾阳虚等。且湿性黏滞，使本病缠绵难愈，即使暂时缓解但遇诱因则又易于复发。湿聚成痰，若与瘀血相合，痰瘀并病，使临床治疗更显棘手。

肠易激综合征的病因是多方面的，如内伤饮食、情志，脏腑功能失调，外感风寒暑热湿等。无论是腹泻型、便秘性或混合型，最为关键的病因病机是肝郁脾虚湿困。其中，脾虚是中心环节，肝郁气滞常常是诱发和加重的因素，湿邪困阻或与其他病邪相合则使本病缠绵难愈，反复发作，变证多端。

# 二、临床治疗经验

1. 分期辨证论治

辨证论治是中医学的精华与核心，对中医"证"的研究历来受到重视。中医"证"的实质是机体在致病因素作用下的全身性抗病调控反应的综合临床表现，而这种反应是产生各种证型的病理生理学基础。

肠易激综合征以肝郁脾虚湿困为核心病机，其论治也应围绕此进行。在该病的不同时期，临床上可以出现不同证型表现。胡玲香老师认为，可初步分为活跃期、缓解期和迁延期三期论治，而血瘀之症可伴见于各种证型。

针灸基本方为针刺合谷、太冲（双侧），进针后用导气手法使气至病所，动留针25~30分钟，同时神阙穴隔盐灸3~5壮，艾炷制作中号备用。可分期分证加减选穴。

（1）活跃期：为急性发作和病情较为严重的时期。可有明显的情志刺激、忧愁思虑等诱因，表现为腹痛欲泻，泻后痛减，腹痛腹胀可随排便排气后缓解，大便溏薄；或腹胀腹痛，欲便不出，便出如羊粪状，伴少食嗳气，急躁易怒，善太息，舌淡或暗红，脉弦。辨证为肝脾失调、肝旺乘脾之证，治疗重点在于疏肝解郁，调畅气机，兼顾健脾。

可取基本方，加强太冲穴导气手法，使针感相对较强，加针刺天枢、足三里，调畅气机。病情严重者，腹泻型为主加刺肝俞、脾俞及大肠俞调和肝脾；便秘型为主加刺支沟、大横通调三焦腑气。每日或隔日1次。

（2）缓解期：为病情有所减轻、症状较为轻微的时期。此期除了偶有腹胀腹痛外，腹泻或便秘症状均较轻，胃纳多正常，在外可无明显证型表现。临床上处于这一时期的患者较多，但往往医者和患者的重视程度不够，而失去最佳的巩固治疗时机，以致遇诱因又易加重。此期应抓住脾胃虚弱为该病的发病之本，治疗上除了调畅情志等基础治疗外，应重点健运脾胃。

可取基本方，手法适当减轻以减少患者的不适感觉，加取足三里和三阴交，交替运用，针刺或艾灸均可。每周1~2次。

（3）迁延期：患者病情时轻时重，持续时间和病程较长，多经其他治疗无效而求诊。多表现为脾胃虚弱、湿浊内生甚或脾肾阳虚、阴寒内盛，治疗应着重健脾渗湿或温肾健脾。

1）脾胃虚弱，湿浊内生：此型表现为饮食稍有不当即便溏，次数多，或完谷不化，并夹有白色黏液；或大便不畅，黏滞难解，临厕努挣，数日一便，排出量少，伴腹部隐痛，脘闷不舒，胃纳不佳，面色萎黄，神疲倦怠，遇诱因即发，舌淡苔白，脉细弱。治疗应着重健运脾胃，化湿行滞。

取基本方，手法以补为主，刺激不宜过强，疗程相对较长，加取天枢、足三里、三阴交和脾俞、大肠俞、阴陵泉两组穴位交替运用。病情较重时可参照活跃期论治，偏寒者，每次选2~3个穴用温针灸；偏热者，神阙灸3壮。

2）脾肾阳虚，阴寒内盛：此型在年龄较大或病程较久者多见。表现为每日首次泄泻多在黎明之前或早餐后发作，肠鸣则泄，泄后痛稍安，进食生冷而加重，下痢稀薄黏冻，甚则滑脱不禁，每日腹泻3次以上；或大便艰涩难排，排出后不适感可稍减轻，伴腹中冷痛，面色㿠白，形寒肢冷，腰膝酸软，小便清长，纳呆腹胀，乏力喜温，舌淡苔白体胖，脉沉细。治疗应以温补脾肾阳气为主，强调运用灸法。

取基本方，手法应用补法，刺激较轻，疗程相对较长，加取足三里、中脘、关元和三阴交、肾俞/命门、脾俞两组穴位交替运用。腹泻型为主加中渚，便秘型为主加支沟。每次选 3~5 个穴位温针灸，神阙穴重灸 5 壮。

2. 配合多种治疗方法

肠易激综合征虽然以肝郁脾虚湿困为核心病机，但久病多瘀，临床常见血瘀之症伴见于各种证型，尤其在女性患者中更为明显。胡玲香老师在辨证治疗的同时，常选用衡法治瘀针法，临床上可见收效更捷，并且远期疗效更稳定。如选用"俞募相配平衡阴阳"，在背俞穴走罐，募穴留罐，选取对证穴位，前后交替进行，每周 1~2 次，以平衡阴阳。阴阳平则气血调，瘀血之症得以逐渐解除。亦针灸罐并用，以调动机体的抗病能力，扶正祛邪。

此外，胡老师认为，肠易激综合征属身心疾病，更应注意心理疏导和饮食调摄，从而加强疗效，减少复发和缩短疗程。

# 三、医案举隅

● **案**　王某，女，35 岁。2005 年 4 月 16 日初诊。

主诉：反复腹痛、腹泻 3 年。

现病史：患者于 3 年前开始反复出现腹痛、腹胀不适，腹泻如水样便，每日 3~5 次，泻出后腹痛可稍减轻，因工作压力增大或情绪不佳时容易复发或加重，伴有胸闷痞满、嗳气频作，急躁易怒，胃纳差，睡眠尚可。无恶心、呕吐、反酸，无发热，无黏液脓血便，体重无明显减轻。曾服用西药控制腹泻症状，但效果仅能维持 1~2 日，且其他不适感觉未能缓解。2005 年 2 月华西医院结肠镜检查和三大常规检查示：未见明显异常。近日因急需完成单位交给的任务和天气变化较大，上述症状加重，严重影响工作和生活。服用西药效果不甚理想，遂求诊于针灸门诊。刻诊：神清，精神疲倦，对答正常，形体消瘦，皮肤及巩膜未见黄染，唇稍暗，腹软，无压痛、反跳痛，肠鸣音 12 次/分，双下肢无水肿。舌淡暗，苔白，脉弦细。

诊断：肠易激综合征腹泻型。

辨证：肝郁脾虚夹瘀。

针灸处方：合谷、太冲、天枢、足三里、神阙和相应俞募穴。

治疗经过：先按活跃期肝郁脾虚论治，合谷平补平泻、太冲泻法、天枢平补平泻、足三里补法，留针 25 分钟，神阙隔盐灸 3 壮，每日 1 次。经过 2 次针灸治疗后，即感觉症状有所缓解，身心稍有放松。针灸 5 次后无腹泻水样便，每日 1~2 次大便，稍溏，唯胃纳不佳，配用背俞穴走罐、募穴留罐后感觉效果较好。第 6 次开始按缓解期论治，每周针灸治疗 1~2 次，共针灸 15 次（5 周）后，无明显腹痛、腹泻，胃纳转佳，精神状态改善，偶有腹胀，余无明显不适。停用针灸治疗，3 个月后介绍其他患者来诊时，诉精神胃纳佳，症状无复发。

按　本案患者平素工作压力较大，忧思气结，脾胃气机不利，复因肝气不舒，横逆乘脾，日久致脾胃虚弱，故腹部胀痛不适、形瘦神疲、急躁易怒；气逆冲上，故嗳气频作；脾失健运，使上不能纳，下不能摄，于是有纳差而腹泻频作；气虚、气滞均可成瘀，故见唇、舌淡暗。脉弦细符合肝郁脾虚之证。予开四关（合谷、太冲）理气、疏肝、解郁；天枢是大肠的募穴，可承上启下，配合足三里理气止痛，健脾益胃；神阙穴隔盐灸，可补先天以壮后天。全方选穴体现扶正调神的治疗特色。

（易伟民　整理）

## 参考文献

［1］陈霞.肠易激综合征的证候演变规律［D］.成都：成都中医药大学，2003.
［2］符佳，李季，张彩荣.针灸衡法治瘀——胡玲香老师针灸治瘀经验［J］.上海针灸杂志，2005，24（1）：1－2.

# 第十三讲

## 失眠的辨治经验

失眠是指不能获得正常的睡眠，其特征是入睡困难，时睡时醒，睡则多梦，梦且易醒，醒后不能再睡或整夜不能入寐。广泛见于临床上多种疾病，如神经衰弱、围绝经期综合征、焦虑症、抑郁症、贫血等。在古代文献中被称为"不寐""不得眠""不得卧""目不瞑"等，病位主要与心、肝、胆、脾、肾关系密切。

胡老师认为，失眠涉及脏腑经络气血异常，宜补虚泻实，调和阴阳，并总结出调心神、安神定志方法，包括调跷脉、针刺鬼穴、使用夹脊穴等。

# 一、对病因病机的认识

胡老师认为，失眠病因不越外感、内伤两端，外邪侵入、饮食不节、情志不遂、五志过极为实证，心虚胆怯、劳倦伤脾、久病体虚为虚证，也有虚实夹杂。但该病以情志失常、思虑过度、劳逸失调或病后体虚为主，归根结底是邪气伤神、阴阳不和，因此"扶正调神"是治疗基础。《黄帝内经》记载邪客于脏腑，卫气行于阳，不得入阴所得；《灵枢·大惑论》提出"卫气不得入于阴，常留于阳；留于阳则阳气满，阳气满则阳跷盛，不得入于阴则阴气虚，故目不瞑矣"；《灵枢·营卫生会》认为"老者之气血衰"是导致老年人失眠的主要病机。《景岳全书》指出不论有无邪气侵袭，气血虚弱都是失眠的主要病机；又提出神安则睡眠正常，神不安则不寐，指出脑神逆乱是失眠的主要病机。《灵枢·口问》云："卫气昼日行于阳，夜半则行于阴。阴者主夜，夜则卧……阳气尽，阴气盛，则目瞑；阴气尽而阳气盛，则寤矣。"说明至昼夜交替时，阴阳二气不交，如至夜半阳不入阴，则阳气盛于外而至不寐，即失眠，日久导致人体气血升降失常，变生诸症。故阳盛阴衰，阴阳失交。《类证治裁·不寐》说："不寐者，病在阳不交阴也。"总之，其病机总属阳盛阴衰，阴阳失交，阳盛多为邪气扰神，阴衰多为气血虚弱，阴虚不能纳阳，阳盛不得入于阴，治以"扶正调神"，最终达到阴阳平衡。

# 二、临床治疗经验

胡老师认为失眠既是身心疾病，也是慢性疾病，长期失眠会引起焦虑、抑郁和内分泌紊乱、心血管疾病等并发症，归根结底由于邪气扰神、气血亏虚导致阴阳失衡。根据患者具体情况，运用"扶正调神"理论进行辨证论治；具体以调跷脉、用鬼穴、用夹脊穴为治疗方法。

1. 调跷脉

失眠乃阳气偏盛，阴气相对不足，夜晚阳不能入阴而致，跷脉与人的正常睡眠和觉醒密切相关，针刺阴阳跷脉可调整阴阳，使阴阳平秘，精神乃治。因为阴阳跷脉无本经腧穴，临床上可应用阴阳跷脉的八脉交会穴，采用补照海泻申脉的方法治疗失眠。然失眠的病因复杂，病程日久，运用调跷脉的方法治疗失眠不应只局限于申脉、照海，也可根据"经脉所过，主治所及"的治疗原则，充分使用其交会穴。阳跷脉与足太阳膀胱经的三个交会穴——跗阳、仆参、申脉，阴跷脉与足少阴肾经的三个交会穴——照海、交信、然谷，诸穴配合，能调节自主神经，使神经恢复正常兴奋与抑制的生理功能，从而治疗失眠。又由因阴阳跷脉循行交于目内眦，故可加用睛明。阴阳跷脉是目、脑之间联系的通道，跷脉脉气调和则昼精夜瞑，精力旺盛，这也体现了"扶正调神"理论，调和阴阳、安神利眠。

针灸操作上可阴日用阴经交会穴，阳日用阳经交会穴，重者两组穴位并用。可配合灸法、留罐或子午流注针法。

2. 使用鬼穴

鬼穴最早记载于唐代孙思邈所著的《千金翼方》，是古人用于治疗癫狂等精神情志疾病的常用腧穴。胡老师认为，失眠与情志异常关系密切，长时间睡眠障碍往往伴有焦虑、抑郁，临床上可使用鬼穴以"扶正调神"。并指出对失眠患者首先应辨明病因病机，属于何脏何经，专用该经上的鬼穴治疗。

如辨证属于饮食不节、胃不和则卧不安或气血亏虚引起的失眠，多选用胃经颊车穴。颊车作为鬼穴之一，可调气机，畅元神，使心神归路畅通；作为胃经要穴亦可益脾胃，养气血，使气血充盛，心神得安。针对患者伴有多梦易醒，心悸不安，胆怯易惊，辨证属于心胆气虚的失眠，多选用心包经的大陵穴。针对患者伴有脾气不足、气血亏虚的证候如神疲食少、头晕目眩、四肢倦怠、面色少华、舌淡苔薄白、脉细无力等多选用脾经隐白穴，行灸法以达到益气健脾、养血安神的作用。此外，胡老师也主张将鬼穴轮流使用，每次2~3穴，或针或灸，视病情而定，且重视四关穴的配伍使用。

3. 使用夹脊穴

夹脊穴位于背腰部督脉与膀胱经之间，督脉总督全身阳气，足太阳膀胱经上包含各脏背俞穴，能调节五脏六腑的生理功能。夹脊穴所在恰是督脉与足太阳膀胱经经气外延重叠覆盖之处，能沟通二脉，调和气血、疏通经络、扶正祛邪、调理多个脏腑的阴阳平衡。胡老师在临床上常选夹脊穴，用盘龙针法，以调畅情绪、宁心安神来治疗失眠。并强调在选用夹脊穴时要注重与针刺补泻手法相结合，如针对肝郁化火的失眠，表现为心烦不能入睡、烦躁易怒、面红目赤、胸胁胀满、口苦等，可在胸9~12夹脊穴针刺用泻法或皮肤针叩刺法，以清肝泻火、宁心安神。对于顽固性失眠，可选择夹脊穴和背俞穴透刺法，皮肤针叩刺督脉、夹脊穴或膀胱经，以及背部闪罐、走罐法或刮痧以提高疗效。

# 三、医案举隅

- **案1**　李某，女，70岁。2021年10月25日初诊。

主诉：入睡难20余年，加重1个月。

现病史：入睡难，眠浅20余年，1个月前因家中琐事致心中烦闷，开始完全无法入睡，需服安眠药1片才可睡2~3小时，随后需要再次服用才能入睡。

诊断：失眠。

辨证：气血亏虚，肝气郁结。

针灸处方：四神聪、前顶、率谷、太冲、气海、足三里等。

治疗经过：以调补气血，疏肝理气为治则。连续治疗3次后诉症状改善不明显，取穴增加内关、心俞、厥阴俞、肝俞、照海、交信；艾灸心俞、厥阴俞。经15次治疗后，患者自觉较前好转，心情郁结基本消失，睡眠明显改善，无须服用安眠药即可入睡。

**按**　本案患者长期失眠，久病体虚，致心神失养，又因琐事致肝气不疏引起失眠加重；先用安神补气之法，效果不明显。3次治疗后加大疏理肝气的力度，增加针刺厥阴俞、肝俞等穴位，同时温和灸心俞、厥阴俞，针灸并用，达到养心安神，舒肝理气功效。

- **案2**　李某，女，47岁。2021年9月28日初诊。

主诉：失眠3年余。

现病史：患者失眠3年余，表现为入睡难，睡后易醒，醒后不易再睡。平素心烦气躁，口苦咽干，服阿普唑仑半片后可正常入睡，近1周停药，入睡难加重，两三点可入睡，眠浅，梦多，四五点起床，白天精神好，纳可。舌暗淡苔白腻不厚，舌尖红，脉沉弱。

　　诊断：失眠。

　　辨证：肝肾亏虚，心神失养。

　　针灸处方：百会、神庭、印堂、颊车、神门、合谷、足三里、照海、三阴交、太冲。

　　治疗经过：首次治疗略有效果，患者夜间易醒有缓解。3 次治疗后患者诉入睡困难明显缓解，眠中醒后入睡容易，醒后精神状态好。效不更方，连续治疗 10 次，患者入睡正常，可安然入眠超过 6 小时，少梦心安。

　　**按**　百会穴具有使"动者可静"之功效，根据阴阳理论，人体是由阴阳二气组成，阳主动，阴主静；阳主升，阴主降，只有阴阳平衡时，人才能正常睡眠。神，天部之气也，庭，庭院也，聚散之所也，神庭穴名意指督脉的上行之气在此聚集，因此针刺百会、神庭穴具有平衡阴阳、疏散湿热之气、安神定志的作用，以更好治疗失眠。颊车为鬼穴之一、足阳明胃经穴，阳明多气多血，可调气机，畅元神，使心神归路畅通，也可调补气血。选取督脉印堂穴，因其为人体足太阳膀胱经、足阳明胃经和任脉三大经络的汇集之地，膀胱经主宰人体的阳气，胃经主宰人体的血气，任脉则主宰人体一身之阴，因此印堂汇集了人的阳气、血气、阴气，针刺印堂能调补气血、调和阴阳。选取手少阴心经原穴神门调节自主神经和补益心气、安定心神。选取手阳明大肠经原穴合谷、足阳明胃经合穴足三里，调补气血、强身健体、增强正气。选取足少阴肾经上八脉交会穴照海，调节跷脉，安神助眠。三阴交为肝、脾、肾三大经脉交会穴，针刺除了可健脾益血外，也可调肝补肾，亦有安神之效，可帮助睡眠。足厥阴肝经太冲等调畅气机、补气养血。

　　　　　　　　　　　　　　　　　　　　　　（黄银兰　整理）

# 第十四讲

---

## 耳鸣耳聋的辨治经验

耳鸣耳聋都是听觉异常的疾病，耳鸣主要是指在并未受到外界声源或刺激的情况下，人主观上出现头部或耳部有异常声音的感觉，以耳内鸣响，如蝉如潮，妨碍听觉为主症；耳聋表现在人体对于外界声音的敏感性下降，以听力不同程度减退或失听为主症，轻者称"重听"。临床上耳鸣耳聋可单独出现，亦可先后发生或同时并见，《医学入门》曰："耳鸣乃是耳聋之渐也。"两者症状不同，但发病机制一致，故并论。耳鸣耳聋广泛见于临床上多种疾病中，包括耳科疾病、脑血管疾病、高血压病、动脉硬化、贫血等。

# 一、对病因病机的认识

耳鸣耳聋的发生与多种原因引起的耳窍闭塞有关，可外有风热上受，客邪蒙窍；内有痰火、肝热，蒸动浊气上壅；或因体虚久病，肝肾亏虚，脏真不足，或脾胃气弱，清阳不升，不能上奉清窍，病因颇为复杂。如《灵枢·脉度》曰："肾气通于耳，肾和则耳能闻五音矣。"《灵枢·海论》曰："髓海不足，则脑转耳鸣。"《灵枢·决气》曰："精脱者，耳聋……液脱者……耳数鸣。"《灵枢·口问》曰："故上气不足，脑为之不满，耳为之苦鸣。""耳者，宗脉之所聚也，故胃中空则宗脉虚，虚则下，溜脉有所竭者，故耳鸣。"《外台秘要·风聋方》曰："病源足少阴之经，宗气之所聚，其气通于耳，其经脉虚，风邪乘之，风入于耳之脉，使经气痞塞不宣，故为风聋。"《仁斋直指附遗方论·耳》曰："肾通乎耳，所主者精，精气调和，肾气充足，则耳闻而聪。若劳伤气血，风邪袭虚，使精脱肾惫，则耳转而聋。"

胡老师认为，耳鸣耳聋的基本病机为正气不足，邪气阻塞经络，耳窍不通，其中情志因素是发病的重要因素，发病后常伴随情志障碍，导致本病迁延难愈，因此强调治疗以"扶正调神"为主。

# 二、临床治疗经验

耳，乃清空之窍，是清阳之气汇聚、流转之所。如遇肾虚气厥之困，或受风热火郁之邪的侵袭，或受痰热、瘀血之阻，则导致耳鸣失聪之症。《灵枢·

脉度》记载："肾气通于耳，肾和则耳能闻五音矣。"明确指出了肾与耳的紧密联系，肾气的盛衰直接关系到耳的听觉功能。《灵枢·经脉》中则详细描绘了肝胆与耳的经络联系："胆足少阳之脉……其支者，从耳后入耳中，出走耳前。"这如同一条隐秘的河流，将肝胆的气血源源不断地输送到耳部。而肝为刚脏，体阴用阳，若肝肾之阴不足，阴不制阳，则肝阳升发太过，如同狂风骤雨，血随气逆，扰于上，致使耳鸣之声不绝于耳。论及心与耳鸣的关系，《黄帝内经》有云："心通窍于耳，阳气上甚而跃，故耳鸣也。"《素问·至真要大论》曾言："厥阴之胜，耳鸣头眩。"揭示了肝胆之气与耳鸣之间的紧密联系。基于此，胡老师认为耳鸣耳聋的治疗当重视肝胆肾经气的调整，通过疏肝补肾利胆，达到诸经气通畅、耳窍清鸣的目的。

# 三、医 案 举 隅

● **案1**　刘某，女，50 岁。2021 年 6 月 6 日初诊。

主诉：左侧耳聋 3 日余。

现病史：患者眩晕 3 日余，无明显诱因突然发作眩晕，变换姿势时发作，平卧时加重，伴头重脚轻，左侧耳朵似棉花堵塞感，听声音像隔了一层东西。

诊断：眩晕、耳聋。

辨证：气血不足，清窍失养。

针灸处方：风池、颈夹脊、外关、百会、率谷、左侧听宫、翳风，留罐大椎、肩井、翳风。

治疗经过：针刺诸穴后患者自诉经 1 次治疗眩晕好转，耳朵堵塞感变化不明显。连续治疗 3 次后眩晕感消失，仍有头重脚轻的感觉，左侧耳朵堵塞感明显减轻，大多数时候能听清，有时感觉耳蒙。共治疗 10 次诸症消失。

按　眩晕的发生常与忧郁恼怒、饮食不节、肾精不足、气血虚弱等因素有关，胡老师根据《灵枢·五乱》中记载："何谓逆而乱？……乱于头，则为厥逆，头重眩仆。"提出眩晕的病机为气乱于头，取穴当重视梳理头部气机为主。针刺选取少阳经穴风池、外关祛风散热；率谷穴疏导少阳经气，宣通耳窍，醒脑开窍；选取局部治疗耳疾之要穴听宫、翳风，其下有迷路动脉及听神经经过，通过刺激使耳部肌肉产生收缩运动时会使内耳的迷路动脉中血流加速，从而改善内耳循环，同时以上穴位配合还能疏通经络，调畅气血，治疗眩晕；针刺颈夹脊、百会升发阳气、调补气血、扶正祛邪；加上留罐大椎、肩井、翳风，可以促进血液循环，激发精气，调理气血、平衡阴阳。

● **案2** 李某，女，33岁。2021年4月28日初诊。

主诉：左侧耳鸣5年余，加重1个月余。

现病史：患者左侧耳鸣5年余，1年前逐渐加重，未予以重视，明显加重1个月余。耳内鸣响，似吹风声，整日无间断，安静时明显，略影响睡眠。面萎黄，有斑，体略浮胖，舌淡胖苔白腻厚，脉沉细。

诊断：耳鸣。

辨证：胆气不通，经络瘀结。

针灸处方：左侧翳风、听宫、率谷、头临泣，双侧外关、中渚、太冲、太溪。

治疗经过：第一次治疗加电针翳风、头临泣、率谷；3次治疗后耳鸣有所改善，声音变小，按每周3次的治疗频率，共治疗20次痊愈。

按　患者左侧耳鸣多年，未予以重视，近期因常戴耳机听音乐导致耳鸣加重。胡老师认为治疗需在补益气血的基础上加强濡养经脉。本病涉及肝、胆、肾、心，因此治疗应注意脏腑的精气调补，心神调养，正如《杂病源流犀烛》记载："耳属足少阳，肾之寄窍也，耳所致者精，精气调和，肾气充足，则耳聪，若劳伤气血，风邪乘虚，使精脱肾惫，则耳聋，是肾为耳聋之原也。"故选取局部穴翳风、听宫，疏通少阳经气、促进耳内血液循环；针刺足少阳胆经穴率谷、头临泣，疏散胆热之气、降肝胆之火、理气散结；针刺手少阳三焦经穴外关、中渚调补少阳经气，宣通耳窍；针刺足厥阴肝经原穴太冲、足少阴肾经原穴太溪，调补肝肾，补气养血，通窍利耳。

（黄银兰　整理）

# 第十五讲

妇科疾病的辨治经验

　　针灸治疗妇科疾病自古有之，早在《针灸甲乙经》中即有专篇论述妇科杂病的针灸治疗。近年来，随着理论研究的深入和临床实践的拓展，针灸在妇科疾病的临床运用更加广泛，疗效得到认可，尤其在治疗痛经、月经不调、多囊卵巢综合征、不孕症、围绝经期综合征等疗效显著，有独特的优势。

　　胡玲香老师对妇科疾病的治疗注重以下三点：一是重视调理脾胃，脾胃为后天之本，气血生化之源，脾胃强则气血渐旺，妇科疾病则从根本治愈。二是重视调理情志，情志畅达则脏腑安和，气血调和，疾病无以生存。三是重视夹脊穴运用，以通调全身脏腑功能。

# 一、对病因病机的认识

### 1. 肾中精气不足

　　肾为先天之本，主藏精气。精为化血之源，是月经、胎孕的物质基础。若先天肾气不足，或因早婚多产，房劳所伤，则冲任不固，易致月经不调、胎动不安、坠胎等；若肾阴亏损，经血不足，胞脉失养，则出现月经后期或过少，甚则闭经、不孕；若肾阳不足，气化失常，不能温养冲任、胞宫，则出现宫寒不孕。

### 2. 冲任失调

　　冲任二脉同起于胞中，冲脉与肾经并行（在气冲穴与后天胃相通），能调十二经的气血，故冲有"血海"之称。任主胞胎，在小腹与足三阴经相会，能调全身的阴经，故为"阴脉之海"。十二经脉气血充盈，才能溢入冲脉、任脉，经过冲任二脉的调节，注入胞宫而发生月经。冲任二脉的盛衰受着天癸的调节，幼年期肾中精气充盛，天癸未至故任脉未通，冲脉未盛，没有月经，故少见妇科病。人至老年，天癸渐竭，冲任二脉的气血也逐渐衰少，而进入绝经期，临床上出现月经紊乱、头昏、心悸、失眠、记忆力下降等与月经有关的疾病。

### 3. 气血失调

　　女子之生，以血为本，其经、孕、产、乳等生理都与血有密切联系，陈自明在《妇人大全良方·调经门》"产宝方序论"中指出："气血，人之神也，不可不谨调护。然妇人以血为基本，气血宣行，其神自清。"可见，气血失调是妇科疾病发病的重要机制。气不帅血，多见经早、经多、流产等；气血互相影响，热与血相搏，迫血妄行，多见经早、经多、崩漏、逆经等；血与寒相结，多见经后、痛经、闭经、癥瘕、不孕等。

### 4. 心肝脾等脏腑功能失调

心主血，肝藏血，脾统血，脾又为气血生化之源，对于全身血液的化生和运行均有调节作用，月经的来潮和周期以及孕育胎儿，均离不开气血的充盈和血液的正常调节。若肝的藏血、脾的统血功能减退，即引起月经过多，周期缩短，或行经延长，甚至崩漏等症；若脾的生化气血功能减弱，则月经的化源不足，导致月经量少，周期延长，甚至经闭；若因情志所伤，疏泄失常，也会导致月经失调。

# 二、临床治疗经验

妇科疾病总以调冲任以强胞宫为原则。

#### 1. 调理冲任督脉

冲脉、任脉、督脉皆起于胞中，同出于会阴，而分别循行于人体前后正中线和腹部两侧，称为"一源三歧"，调理冲、任、督脉对妇科疾病的治疗有重要意义。唐代医家王冰在《重广补注黄帝内经素问》中言："所以谓之任脉者，女子得之以任养也，故《经》云此病其女子不孕也。所以谓之冲脉者，以其气上冲也，故《经》云此生病从少腹上冲心而痛也。所以谓之督脉者，以其督领经脉之海也……然任脉冲脉督脉者，一源而三歧也。"常用穴位有神阙、气海、关元、百会、命门、气冲、大赫等。如用气海、关元、命门等穴温针灸可治疗宫寒不孕，气冲、大赫等穴针刺可治疗阴部痛、月经不调等。

#### 2. 运用夹脊穴

夹脊穴别名华佗夹脊穴，属于"经外奇穴"，能调理脏腑之阴阳平衡。针刺夹脊穴能起到调整脏腑功能、调理冲任、运行气血的作用，如妇女的月经不调、痛经、带下病、子宫肌瘤、围绝经期综合征等，均可选用肝至小肠的夹脊穴，交替使用。

#### 3. 运用腹部穴位

足阳明胃经、足太阴脾经循行经过腹部，两经位于腹部的穴位有培补后天、调养气血的作用。足少阴肾经循行"贯脊属肾，其直者从肾，上贯肝……"，位于腹部的穴位分布于任脉两侧，有补肾固元、通调冲任的作用。胡老师常用胃经穴位天枢、大巨、水道、归来等，以理气行滞、利水消肿、调经止痛、通经活络、补养下元；脾经穴位大横、腹结等，以祛湿健脾、理气止痛；肾经穴位气穴、大赫等，以益气调经、补肾助阳。

4. 运用情志穴

妇科疾病的发生与精神情志因素关系密切，疏肝解郁、安神定志、镇静安眠对于妇科疾病调理有至关重要的作用。胡老师总结出调理精神情志的 4 类穴位，归类如下。

（1）四关穴：由双侧合谷及太冲穴组成，针刺四关穴可疏肝理气，活血通络，镇静安神，调理冲任，用于治疗月经不调、痛经、经闭、滞产等多种妇科疾病。

（2）膀胱经背部第 2 侧线上的穴位：此部穴位善调五志，使精神情志活动趋于正常。胡老师常用皮肤针自上而下轻度叩刺的方法，以疏通经络，平衡阴阳。用于治疗妇科疾病伴脏躁、郁病等。

（3）五心穴：指百会、双劳宫、双涌泉。百会位于头顶，诸阳会聚之处，脑主神明，有调理情志、提升阳气的作用，因此常用于治疗阴挺、带下、崩漏、月经不调、绝经前后诸症等。五心同取，可治绝经前后心烦、喜哭、善怒、潮热、盗汗等症。

（4）鬼哭穴：常用艾炷灸 3～5 壮，以调神志，用于绝经前后失眠、情绪不定。

5. 灸法的应用

（1）隐白穴麦粒灸：隐白穴是足太阴脾经的井穴，具有调血统血、扶脾温脾、清心宁神、温阳回厥等功效。麦粒灸可固摄经血，用于崩漏之脾虚不摄和经血淋漓不断等症。

（2）神阙穴隔盐灸：神阙穴位于脐部中央，系血脉之蒂，隔盐灸有温通元阳、健脾和胃、调理冲任等功效，可治月经不调、痛经。《本草纲目》记载："盐能入肾……与血同味，有补血、活血的作用。"

（3）阿是穴隔药饼灸：定位因具体疾病而定，如卵巢囊肿可选双侧子宫穴，乳腺良性肿瘤可局部取穴，小腹痛可选痛处。药饼配制因证型而定，湿热瘀阻型选用银甲片，酌加蜂蜜、面粉和醋，制成药饼，以清热除湿、通络止痛、活血化瘀。寒瘀互结证选用附片、肉桂、三棱、莪术等，酌加蜂蜜、面粉和醋，制成药饼，以温通经脉，通调冲任、温养下元。

（4）四花穴艾炷灸：四花穴即双侧膈俞、胆俞。艾炷灸四花穴可补益虚损，治骨蒸潮热，用于绝经前后潮热盗汗症。《针灸聚英》曰："崔知悌云：灸骨蒸劳热，灸四花穴，以稻秆心量口缝如何阔……分为四花，灸纸角也，可灸七壮。"

# 三、医 案 举 隅

● **案1**　李某，女，34岁。2020年9月4日初诊。

**主诉**：月经推迟1个月余。

**现病史**：患者自诉末次月经7月13日，量较少，3日即干净，7月31日阴道有点滴出血，未妊娠，至今月经未来，平素喜冷饮。现症见：月经推迟1个月余，无腹痛腹胀，食欲可，口干，二便调，睡眠正常。舌红，尖有芒刺，苔白腻。脉左尺沉，右尺滑。

**诊断**：月经后期。

**辨证**：湿瘀互结。

**针灸处方**：百会、合谷、三阴交、太冲、公孙、血海、内关、气海、关元、水道、天枢、归来、中极等。

**治疗经过**：针刺上述穴位，补虚泻实，留针30分钟。针后盒灸少腹30分钟。9月6日二诊时，自诉昨日有少量出血，今日略有增加，色淡。查体：舌淡略有芒刺，苔白腻，双侧尺脉沉滑有力。针刺及灸法同前，加次髎穴点刺放血。9月7日三诊时，量与昨日一样，舌淡苔白腻，脉沉取细而有力。针刺肾夹脊穴、关元夹脊穴、膈俞、次髎、三阴交、合谷、太溪；盒灸肾俞；大艾炷灸关元7壮。9月8日回访，昨日下午5点月经量转多，正常来潮。

**按**　月经后期主要是由于寒、湿、瘀、虚等导致邪气阻滞脉道，或经血不足、冲任不充，血海不能按时满溢而引起的病证，治疗原则重在调理冲任，疏通胞脉以调经，虚者补之，实者泻之。本案患者湿瘀互结，阻塞脉道，胞脉瘀阻，胞宫不能按时满溢，故经行延迟。口干，舌苔白腻，脉沉、滑，均为湿瘀互结之象。舌尖有芒刺代表湿瘀日久有化热的迹象。治法当健脾除湿，活血祛瘀，调经通络，针刺与灸法并用。选取腹部穴位和夹脊穴为主，用两次腹部穴位，再用一次夹脊穴，交替使用。腹部选取胃经经穴天枢、水道、归来以健脾除湿，任脉经穴气海、关元、中极以通调冲任，背部选用肾及关元夹脊穴温肾阳以畅下焦，次髎为治疗月经不调的经验穴，点刺放血可祛瘀通经。远端取穴百会、内关以宁心安神，合谷、太冲以疏肝理气、活血通络，三阴交、公孙以健脾除湿，太溪以滋补肾阴，血海、膈俞为祛瘀要穴。盒灸肾俞可温补肾阳，艾炷灸关元可调冲任暖胞宫。诸穴合用，针灸结合，可使冲任得通，胞脉畅达，经血按期来潮。

- **案2**　骆某，女，46 岁。2021 年 3 月 28 日初诊。

主诉：经期小腹坠胀 10 余年。

现病史：患者 10 余年来，每逢经期小腹坠胀不适，长期失眠，精力不佳，孕 3 产 1。现症见：月经周期第一天，小腹坠胀，眠差，乏力，纳可，面色青黄无光泽，舌质淡红，苔薄白，脉沉细。

诊断：痛经。

辨证：气血亏虚。

针灸处方：中极、关元、子宫、水道、足三里、三阴交、合谷、太冲、百会、内关等。

治疗经过：针刺上述穴位，神阙穴隔盐盒灸 30 分钟。3 月 30 日二诊时，小腹坠胀好转。针刺肝、肾、关元、小肠夹脊穴和足三里、三阴交、合谷、太冲、百会、内关；神阙穴隔盐盒灸 30 分钟。之后正反面穴位交替治疗，1 周 2 次，持续 1 个月。5 月、6 月随访未再复发。

**按**　痛经主要由外感或内伤因素，引起经期气血变化，胞宫气血运行不畅，"不通则痛"，或胞宫失养，"不荣则痛"。本案患者以经期小腹坠胀为主要临床表现，兼见眠差，乏力，面色青黄，脉沉细，当考虑气血亏虚为主，治法当益气养血，通络止痛。针刺腹部选用中极、关元、子宫、水道以培元固本、充养胞宫、调理冲任；背部选用肝、肾、关元及小肠夹脊穴以疏肝理气，温补肾阳，理血调经；远端取穴足三里、三阴交以补益气血，合谷、太冲以通络止痛，百会、内关以宁心安神；配合神阙穴隔盐灸，加强温通经脉、活血生血、调理冲任之效。

- **案3**　毛某，女，50 岁。2020 年 4 月 10 日初诊。

主诉：阵发潮热多汗 1 年余。

现病史：患者诉 1 年前开始阵发潮热汗出，白天夜晚均发作，发作前自觉有热气或寒气从下肢上行，随后潮热出汗。现症见：阵发潮热汗出，入睡困难，纳差，食不下，略焦虑，心悸，失眠，消瘦，面黄少泽，舌淡红，少苔，脉沉细弱。

诊断：绝经前后诸证。

辨证：阴阳两虚。

针灸处方：百会、内关、足三里、三阴交、照海、太冲等。

治疗经过：针刺上述穴位，留针 30 分钟；取针后再刺心、肝、肾夹脊穴，运针至酸胀感为度，不留针；艾炷灸四花穴各 3 壮。4 月 12 日二诊时，诉睡眠好转，能入睡。针刺百会、神庭、内关、膻中、间使、足三里、三阴交、复溜、照海、太冲；夹脊穴及艾炷灸同前。4 月 16 日三诊时，诉睡眠及潮热均有好转，情绪不佳，提不起精神。针刺百会、神庭、内关、膻中、间使、中脘、天枢、水道、气海、关元、足三里、三阴交、复溜、照海、太冲；麦粒灸鬼哭穴 3 壮。后每周治疗 2 次，方案同三诊，共计治疗 10 次，前后历时 1 个月余，潮热汗出及睡眠症状明显好转。

按　绝经前后诸证是肾气渐衰、天癸将竭、阴阳失衡而导致的综合征，治疗以补肾气、调冲任为大法，同时顾及心、肝、脾的治疗。本案患者绝经前后，乍寒乍热，失眠心悸，舌淡红，少苔，脉沉细弱，辨证为阴阳两虚。治法当滋阴补阳，宁心安神。初诊针刺选取百会、内关以宁心安神，足三里、三阴交以健脾益气、补养气血，照海、太冲以滋补肝肾，心、肝、肾夹脊穴以滋阴补阳、交通心肾，艾炷灸四花穴可治骨蒸潮热、滋阴除烦。初诊略见成效，二诊加神庭、膻中、间使以调理情志，复溜以滋补肾水。三诊再加用腹部穴位中脘、天枢、水道、气海、关元、三阴交以培补元阳、调理冲任，鬼哭穴麦粒灸以安神定志，升发阳气，消除抑郁情绪。

● 案 4　汪某，女，35 岁。2004 年 8 月 12 日初诊。

主诉：乳房胀痛 8 年。

现病史：患者诉 8 年前感乳房胀痛，彩超提示乳腺小叶增生，曾服用西药但病情无明显改善。近半年来症状加重，乳房胀痛、刺痛，经行前后及行经期间痛甚且脾气暴躁。查体：双侧乳房皮色正常，触压双侧外上象限均有约 1 cm×1.5 cm 的肿块，质硬，压痛明显，表面光滑，推之移动，双乳无溢液；双侧腋下未触及肿大的淋巴结。经 B 超检查确诊为双侧乳腺纤维瘤及乳腺增生。患者同时患有子宫内膜异位症，每次月经来潮疼痛严重。舌质红，苔白，脉弦滑。

诊断：乳核。

辨证：肝郁气滞，血瘀痰凝。

针灸处方：梁丘（双）、足三里（双）、天枢、百会、痞根（双）、颊车（双）、太冲（双）、气海、腹结（双）、三阴交（双），夹脊穴（胸 7、胸 9、胸 11、腰 2）。

治疗经过：上述穴位交替使用。月经来潮前和月经期配太冲，月经来潮后配腹结、三阴交、气海。针刺补虚泻实，留针 30 分钟，最后，隔药饼灸神阙穴和阿是穴。药饼由银甲片（院内制剂）、醋、蜂蜜、面粉混合而成。先灸神阙穴，当患者自觉温度过高难忍时换至阿是穴继续施灸，反复 3 壮。施灸完成后出针，间日取夹脊穴点刺不留针。1 周治疗 5 次，同时嘱患者睡觉时自行按摩双乳根穴 15 分钟。治疗 1 个疗程（10 次）后，自述乳房疼痛已消失，肿块也缩小变软，心情非常好，由于学校开学上课遂返回居住地而终止。2 个月后随访，患者述仍然坚持穴位按摩，乳房再无自觉症状，且感肿块变小，同时月经来潮时腹部疼痛消失。

**按**　中医学认为乳房属胃，乳头属肝，女子以肝为先天。情志内伤、肝郁、血瘀痰凝、冲任失调为乳核的主要病机。本案治疗取胃经郄穴梁丘，可止痛；足三里为胃经合穴，天枢是胃经要穴，脾胃为气血生化之源，脾健则气血充盛、冲任脉盛；经前以肝郁气滞血瘀为主，故取肝经原穴太冲，以行气通络止痛；经后血海空虚，宜调补脾肾，使冲任血海充盈，故选脾经之三阴交、腹结和任脉气海以补肝肾、调冲任；癖根是治疗癖块的经验穴；颊车为鬼穴之一，配合督脉百会可调情志，有助于减轻患者的疼痛，舒缓急躁的情绪，帮助疾病的恢复。选取相应脏腑所对的夹脊穴和阿是穴可以起到调理脏腑、疏通全身经络的作用。隔药饼灸除了一般灸法的作用外，还能通过皮肤组织对药物的吸收发挥药理效应，既有全身调节，又有局部治疗作用。药饼中的银甲片具有活血化瘀、软坚散结之效，配合性酸、收敛的醋还有止痛之效。嘱患者自行按摩的乳根为局部取穴，可直接作用于乳房，畅阳明经气而活血，调冲任使乳络通。

●**案 5**　郑某，女，40 岁。2015 年 1 月 28 日初诊。

主诉：月经淋漓不尽 1 个月余。

现病史：患者 1 个月前无明显诱因出现经期延长，淋漓不尽，量或多或少，每日均下，未述腹痛等其他特殊不适，在院外多方诊治无效。现症见：月经淋漓不尽，量或多或少，每日均下，色红，无血块，偶伴腰部胀痛，潮热，无小腹疼痛、头昏头痛等不适，舌红少苔，脉沉细数。

诊断：崩漏。

辨证：阴虚血热。

针灸处方：百会、率谷、中脘、水分、阴交、天枢、大横、腹结、大巨、合谷、太冲、孔最、外关、地机、三阴交等。

治疗经过：毫针常规刺法，平补平泻，留针 30 分钟，隔日 1 次，5 次为 1 个疗程。每次取穴以此方为主，随证加减。第 2 次治疗加用麦粒灸双侧隐白，左右各 3 壮。经 2 次治疗后症状明显好转，经血明显减少。后面 3 次治疗选用肝至小肠部分夹脊穴，毫针补法，与前方交替使用，治疗 1 个疗程后漏下得止。随访 2 个月未再复发。

　　**按**　崩漏一证为经血非期而下，有"崩中"与"漏下"有别。其病因较多，《素问·阴阳别论篇》指出："阴虚阳搏谓之崩。"崩漏多为阴虚血热、经血妄下而为。胡老师认为，崩漏为血病，与肝脾二脏关系密切，肝主藏血，脾主统血，血之常赖乎肝脾，有女子以肝为先天一说。胡老师针灸治疗崩漏重视肝脾气血的调理，分期治疗，临证常选用脾胃经腹部腧穴和夹脊穴，每获良效。百会位于巅顶，属督脉，为三阳五会之所，刺之能升阳举气，固摄气血；率谷、外关为少阳经穴，合四关穴以调畅气机，疏经通络；脾胃为气血化生之源，脾兼能统血，取脾经大横、腹结、三阴交以健脾统血；配以足阳明胃经天枢、大巨补益气血，复漏下亏损之气血。中脘、水分、阴交属任脉，任脉起于胞中，与月经息息相关；地机为脾经郄穴，善治血证；孔最为肺经郄穴，肺主一身之气，取之可调节气机兼以止血。综观全方，取穴针刺并非一味涩血止血，而是着眼于一个"调"字，以调理脾胃和全身气机为主，以止血为辅。考虑到患者就诊时按正常经期推算正值行经后期，不宜过用止血法，因此第 1 次治疗未麦粒灸隐白。后期治疗改用肝夹脊至小肠部分夹脊穴治疗，每次选 3~5 穴，总以补益肝脾、益肾调经，以达到"澄源、复旧"的目的。

（邓赛男　整理）

## 参考文献

［1］赵凌，胡玲香.针刺配合隔药饼灸治疗乳房纤维瘤［J］.四川中医，2005，23（5）：88－89.
［2］任继刚，罗薇，刘旭光，等.针灸治疗漏证验案一例［J］.亚太传统医药，2015，23（11）：71.

# 第十六讲

单纯性肥胖症的辨治经验

当今，肥胖已经成为了全世界的公共卫生问题。肥胖症是由体内脂肪堆积过多或分布异常所导致的以体形肥胖为基本临床表现的慢性代谢性疾病，按照其病因和发病机制可分为单纯性和继发性，其中临床上大多为单纯性肥胖症。超重与肥胖可造成严重的健康问题，包括心脑血管疾病、糖尿病、肌肉骨骼疾病、某些癌症如子宫内膜癌和乳腺癌等。因此，对肥胖症进行早期干预具有重要的临床意义。

# 一、对病因病机的认识

虽然传统中医并无"肥胖"之名，但早在《黄帝内经》时期就有了关于肥胖的记载，《素问·通评虚实论篇》有"肥贵人，则高梁之疾也"的论述。张从正的《儒门事亲·内伤门》云："凡膏粱之人，起居闲逸，奉养过度，酒食所伤，以致中脘留饮。"《金匮要略》曰："内湿，多因久病脾虚或饮食不节，贪食生冷，增饮酒类，伤脾气，以致脾阳不振，运化失司，气化不利。"说明肥胖主要由于饮食不节、嗜食肥甘厚味而致脾虚湿困，导致体内膏脂堆积过多所致。金代朱震亨《格致余论》提出"肥白人多湿，肥白人多痰饮"，指出痰湿是肥胖的主要病机。

胡老师多年来以津液辨证指导临床，认为津液输布、排泄障碍是肥胖症的病因，并将其病机总括为"水湿内停，痰湿聚集"。输布障碍是指津液在体内流转的过程中，因环流迟缓或在某一部位积聚而导致水湿内生，酿痰成饮。肺的宣肃、肝的疏泄条达、脾的运化以及三焦的通利水道功能失司，均能造成这一现象的发生。排泄障碍主要是指由于肺的通条宣化功能或肾的蒸化开阖作用减弱，导致津液转化为汗液或尿液的能力减退，以致水液贮留，化湿停积，成痰成饮。主要责之于脾、肾二脏。一方面，脾阳虚衰，运化失职，水湿无从以化，水谷和水液不得输布，运化不及则膏脂堆积引发肥胖；另一方面，肾主一身之水，为"胃之关"，肾阳又为一身阳气之根本，当肾司膀胱之开阖功能失调，则出现气化不利而少尿，从而导致水湿的聚集。津液的输布和排泄障碍，两者相互影响并互为因果，最终导致痰浊水湿停于体内，走于腠理、皮毛、半表半里、筋膜、四肢而致肥胖症发生。痰湿的酿成会引发一系列的病理改变，久之瘀血、气滞、气虚、内热随而滋生，可错杂共存，从而形成肥胖症的不同证型，如脾虚湿盛型、胃热湿阻型、脾肾阳虚型。

# 二、临床治疗经验

胡老师认为，肥胖症虽证候多样，但水湿内蕴是其关键，故治疗应以"健脾和胃、祛湿化痰、调和阴阳"为总则；总结肥胖症病机为"诸脏失调、水湿停聚"，指出"病在脂肪，调在脂肪"，创立了"消脂利水"刺法治疗水湿内蕴型肥胖症。

1. 治疗原则

（1）健脾和胃：《医学求是》言："升降之权，又在中气，中气旺则脾升而胃降，藏象得以轮旋，中气败则脾郁而胃逆。"脾胃居于中焦，互为表里，脾主运化升清，胃受纳腐熟主通降，纳运相得，升降相因，则饮食及食物消化吸收正常。若两者平衡打破，腑病多实，脏病多虚，病理特点可以概括为胃实脾虚。即胃受纳水谷功能增强，加重脾脏运化负担，日久致脾气虚；若脾气虚寒，运化功能减弱，易因虚致郁，郁而化火，产生胃火之象。因脾病多虚寒，胃病多实热，胃实脾虚病理上多表现为胃火亢盛且脾气虚弱共见的胃热脾虚之象，即胃强脾弱，食欲旺盛，运化无力，痰湿生成有源，形体易肥胖。

《素问·太阴阳明论篇》言："四肢皆禀气于胃，而不得至经，必因于脾，乃得禀也。"说明全身的肌肉都需要依靠脾胃所运化的水谷精微来濡养。清代医家唐容川也诠释脂肪与脾脏的关系："肉是人身之阴质，脾为太阴，主化水谷以生肌肉，'肌'是肥肉，'肉'是瘦肉，肥肉是气所生，瘦肉是血所生。脾气足则油多而肥……盖土为天地之肉，脾亦应之而生肌肉。"阐明中医脾所主之肌肉，包括西医学所称的骨骼肌、脂肪、肌肉组织、皮下组织及保持其功能整体各部分位置相对稳定的横隔、网膜、系膜等所有肉质器官组织。脾虚不运，气血精微易积滞成痰，痰之为物，随气升降，无处不到，外达四肢，漫窜全身，形成肥胖。

"水俞五十七穴"中腹部穴多为胃经、肾经腧穴，可调和脾胃，且据"土枢四象""脾为五脏之母"的学说，脾胃升降协调有利于其他脏腑和顺，尤其是生理病理上与胃腑关系密切的"胃之关"肾脏，如此可使代谢有常。

（2）祛湿化痰：肥胖者脂质沉积，祛水浊湿痰是为治标，痰湿祛则脂肪得消，经络得通、气机得复、脏腑和调。水穴组成的穴位主要属膀胱经、肾经，部分是背俞穴，多位于腰背腹脐周围，意在专攻痰湿。膀胱为"州都之官，津液藏焉，气化则能出矣"。肾主司全身水液代谢，内寓真阴、真阳，肾阳对参与水液代谢的各个脏腑具有调节作用。针刺膀胱经和肾经所属的穴位，可以治疗脏腑所主的水液疾病。背俞穴分布于背腰部膀胱经第 1 侧线上，与脏腑位置相对应而由上而下排列，脏腑之气可直接输注于相应背俞穴，通过脊俞穴可诊断、治疗相应脏腑疾病，即古人所言"阴病行阳，俞在阳""深专者，刺大藏，迫藏刺背，背俞也""阴病治阳"。肥胖与脾、肝、肾等脏腑密切相关，而这些参与水液代谢的脏腑之气输注于背俞穴，针刺相应穴位即可利水祛湿化浊。

（3）扶正调神，调和阴阳：《景岳全书·杂症谟·非风》曰："盖人之形体，骨为君也，肉为臣也。肥人者，柔胜于刚，阴胜于阳也，且肉以血成，总皆阴类，故肥人多有气虚之证。"揭示了肥胖者阴胜于阳的本质，故治疗宜扶正调神、助阳化阴。

胡老师临床注重调神，认为痰湿之邪属阴，濡养肉的血液属阴，"水俞五十七穴"涉及胃经、膀胱经、肾经、督脉等 4 条阳经经脉，具有扶正调神、调节多经络、多脏器功能的作用，是符合补虚泻实思想的，组穴有益气助阳利水调神之效。

2. 治疗方法

（1）选穴：选自《素问·水热穴论篇》提出的"水俞五十七穴"。

（2）选穴依据："水俞五十七穴"又称"肾俞五十七穴"，最早由《素问·骨空论篇》与《素问·水热穴论篇》等提出。《素问·水热穴论篇》中认为水病"其本在肾，其末在肺，皆积水也。""肾者，胃之关也。关门不利，故聚水而从其类也。"肾主一身之水，为"胃之关"，肾阳又为一身阳气之根本，当肾司膀胱之开阖功能失调，则出现气化不利而少尿，从而导致水湿的聚集。"水俞五十七穴"的取穴虽涉及足阳明胃经、足太阳膀胱经、足少阴肾经、督脉 4 条不同经脉，但均与肾之经脉密切相关。此五十七穴皆为阴穴，为肾脏所主，也是水液代谢出入的道路，故针刺水俞穴可以泻邪气而行水利湿，消脂减重。

（3）针灸方法：针灸可采用的方法较多，胡老师常用的有针刺、电针、针刀、穴位埋线、艾灸、拔罐等疗法。尤其是针刺时采用"利水消脂"刺法，即快速浅刺进针，针至脂肪层，同时通过言语诱导，加强患者精神内聚，调神导气，以达到气至病所的目的，治疗水湿内蕴型单纯性肥胖症。电针用疏密波持续刺激经络穴位，以有效调控组织的营养代谢机制。针刀疗法刺激量较大，有激发经气、促进气血运行、增强代谢、破除脂肪累积结聚的优势，尤宜于腹型肥胖者。穴位埋线是利用蛋白线进入穴位，在人体内软化、分解、液化和吸收，通过埋入的线将体内的液体脂肪代谢出体外。艾灸治疗是对特定穴位进行温热刺激，《温病条辨》曰"湿为阴邪，非温不解"，借助灸火的热力化解湿邪而消脂。拔罐是将罐吸拔于穴位，在罐内形成局部负压，促进机体新陈代谢，从而达到分解和消耗体内堆积脂肪的方法，多选取腹部穴位进行走罐或闪罐。这些针灸特色疗法减重效果良好，皆是以痰湿为切入点，灵活选用"水俞五十七穴"。

# 三、医 案 举 隅

- **案**　王某，男，33岁。2022年6月15日初诊。

主诉：暴饮暴食伴体重增长1年。

现病史：患者1年前因工作压力过大出现暴饮暴食，进食量为平常2~3倍，进食速度较前变快，后体重迅速增长，1年内增加10 kg，平素嗜肥甘厚味，自我控制效果不佳。现患者为求进一步治疗，至针灸科门诊就诊。刻下：身体困重，乏力，情绪不稳定，纳可，夜寐欠安，小便调，大便不成形，质黏，每日2次。身高180 cm，体重95 kg，BMI 29.32。神清，精神疲倦，对答正常，形体肥胖，皮肤及巩膜未见黄染，唇稍暗，腹软，无压痛及反跳痛，双下肢无水肿。舌淡暗胖大，苔薄黄腻，舌边有齿痕，舌下络脉多为粗胀、曲张如紫珠，脉滑。

诊断：单纯性肥胖症。

辨证：水湿内蕴。

针灸处方：水俞五十七穴。

治疗经过：采取"利水消脂"法。轮流使用水俞五十七穴，每次选2组，针具选择0.30 mm×40 mm毫针。迅速浅刺进针入脂肪层，平补平泻，留针时间为30分钟，留针期间不行针。治疗的第1~5日，每日1次，第6日开始每2~3日1次，15次为1个疗程。嘱患者合理安排工作进度，听轻音乐、适度运动以舒缓情志，少食辛辣、生冷、油腻之品。

　5次治疗后患者自觉症状有所缓解，身心较前放松，进食量较前稍减少。针灸10次后嗜睡及乏力症状减轻，大便成形，夜寐尚安，进食量较正常稍增加，体重较前明显减轻。针灸治疗1个月（共15次）后，精神状态及睡眠质量改善，偶有进食量增加及速度加快，余无特殊不适。随后每周针灸治疗 1~2 次，配合精神、饮食及运动调摄。共 15 次治疗，其间遇工作压力增大症状小幅度复发 1 次，进食量较前增加一半，速度尚可。停用针灸治疗 4 个月后回访，患者遇相同状况而症状未复发，体重维持在 82 kg±1 kg，BMI 25.3，精神佳，二便调，夜寐安。

　　**按**　本案患者治疗主要针对脾胃湿热，泻其有余。治疗原则为调理中焦，清胃健脾。除了水俞穴外，亦可取足阳明、太阳经穴，用泻法，如选足三里、丰隆、天枢等调理中焦，促进脾胃功能运化；或耳穴以胃、口、食道、肺点控制食欲，脾、内分泌促进水液代谢，神门抑制胃肠道蠕动。

（张彩荣　整理）

## 参考文献

［1］中国成人肥胖症防治专家共识［J］.中华内分泌代谢杂志，2011（9）：711-717.

［2］戴娜，何兰，胡晶，等."脾主肌肉"的理论探讨及其临床意义［J］.中医杂志，2018，59（2）：95-99.

［3］张彩荣."消脂利水"刺法治疗水湿内蕴型单纯性肥胖症临床疗效研究［D］.成都：成都中医药大学，2006.

［4］霍金，赵囤琪，袁永，等.穴位埋线疗法作用机制的研究现状［J］.中国针灸，2017，37（11）：1251-1254.

［5］洪寿海，吴菲，卢轩，等.拔罐疗法作用机制探讨［J］.中国针灸，2011，31（10）：932-934.

# 第十七讲

## 过敏性疾病的辨治经验

过敏性疾病是现代医学一大类疾病的统称，是指机体接触抗原后被致敏，若抗原再次进入机体，则可造成局限性的炎症损伤，甚至出现全身休克状态。过敏性疾病是临床上的常见病、多发病和疑难病，牵涉呼吸、耳鼻喉、风湿免疫、皮肤等多个临床专科，常见有支气管哮喘、过敏性鼻炎、慢性荨麻疹、过敏性肠炎等。

中医学并无"过敏"这一词，但有"免疫"的记载，首见于明代《免疫类方》。中医的历代医籍中关于过敏相关发病和治疗的描述内容丰富，《黄帝内经》中提出"亢害承制"的理念至今指导着中医临床治疗过敏性疾病。《素问·六微旨大论篇》曰："亢则害，承乃制，制乃生化，外列盛衰，害则败乱，生化大病。"这里指出了过敏性疾病患者特殊"亢盛"的体质特点。过敏性疾病是免疫反应过于亢进造成的机体损伤。"亢则害"，既包含体质因素，也有过敏的病机之意，如食物过敏、花粉过敏。这是人体对食物和外界环境的抗原产生的超敏反应。多数人接触不发病，发病则由机体特殊"亢盛"的体质所造成，进一步发展则引起机体的损伤。

胡玲香老师认为，过敏性疾病的特点是反复发作，而截断病势、缩短病程是中医治疗的优势，治未病思想是中医学的精髓。中医针灸辨治取效的关键是辨病、辨证和分期辨析准确，治疗方法恰当，针药结合可更快速起效，并提出"扶正"对调整免疫至关重要，"调神"对过敏性疾病的预防和治疗均大有裨益。

# 一、对病因病机的认识

## （一）病因

### 1. 特殊禀赋

过敏性疾病多于青少年时期起病，存在天生异禀，有血缘关系者多人同患此病。此种特殊禀赋表现为对某些特殊物质发生反应并出现相对固定的临床症状和体征，如喷嚏、哮喘、瘙痒、皮疹和腹泻等。禀赋异常指禀赋不足，并非都是虚证，而是一种特殊体质。中国工程院院士、国医大师王琦教授认为，过敏性疾病的发生与过敏体质相关，过敏体质是过敏性疾病的"共同土壤"。不发病时舌脉多表现为阴平阳秘的正常状态，而发病时多表现为邪气外扰、体内阴阳平衡失调，故急性发作时以"祛邪"与"调和"为主。即使存在阴阳气血亏虚的表现，也可待外邪祛除后，再补其虚。

### 2. 外邪诱发

外界环境的急剧变化，常常是过敏性疾病的诱发因素。风、寒、暑、湿、燥、火、虫等有明显的季节性变化，也与居住地区和环境相关。"非其时而有其气"，当环境变化超过身体的适应能力时，六气转变为可以致病的淫邪。风为百病之长，通常以风邪为过敏性疾病的总纲，风寒、风热、风湿等兼夹证型在临床上较为常见。如荨麻疹，中医典籍中称为"瘾疹"，其风团时隐时现，得风则游行。《医宗金鉴》提出："此证发于肌肤，游走不定，起如云片，浮肿热，痛痒相兼，高累如粟。"认为其发病与风证相类。因此，过敏性疾病在治疗上以疏风、祛风和顾护卫气、免受风邪侵扰为常用之法。日常生活中，注意饮食清洁和起居有节，勤于晾晒衣被，有助于减少湿邪和虫邪致病的影响。

### 3. 伏邪致病

伏邪是指感受后不随即发病而伏藏于体内的病邪，包含外感与内伤杂病。《王氏医存》提出伏邪具体包括"六淫、诸郁、饮食、瘀血、结痰、积气、蓄水、诸虫皆有之"。西医学认为，当抗原初次刺激机体时，会产生特异性抗体IgE；由于IgE与组织细胞具有特殊的亲和力，形成的抗体固定在某些组织的肥大细胞上和血液中的白细胞表面，使机体呈致敏状态，而并未发病。当再次有抗原侵入时，则引发过敏反应。这与中医学的"伏邪致病"理论极其吻合。如哮喘的发病与外邪引动、内饮伏邪有密切关系，采用冬病夏治，在三伏天进行穴位贴敷或艾灸治疗，可清除体内的伏邪，起到很好的防病治病效果。另外，调畅情志，及时排解郁闷情绪，亦有助于气血升发输布，避免久郁生痰成瘀。

## （二）病机

### 1. 正邪相争

中医学理论认为，"正气存内，邪不可干。邪之所凑，其气必虚"。正气即真气，包括先天之元气和后天水谷营卫之气。元气藏于肾，营卫之气滋生于脾，卫气外循皮肉，内中脏腑，而靠肺气宣发输布。由此可知，正气与肺、脾、肾三脏的关系密切，三脏的强弱决定正气的盛衰。过敏性疾病基本上是肺、脾、肾三脏都存在不同程度的虚损，故外邪易侵入或内控失调或识别能力下降，出现反复发作的疾病。正气亏虚包括气虚、血虚、阴虚、阳虚，其中气虚是最基本和常见的。气血阴阳这四者的关系，常常是宜合不宜分，气血同源，气为血帅，血为气母。血虚无以化气，气虚不能生血。气血盛，五脏和调，六腑通达，卫外有力。气虚进一步发展为阳虚，血虚进一步发展为阴虚，故气血与阴阳是病变发展的不同阶段而言。辨证调整阴阳气血，有助于过敏性疾病的康复。

邪是指病邪、病因。由于正气虚，卫外不强，邪气可以乘虚而入；正气虚，内调无能，发生内乱。实邪包括湿痰、邪毒、瘀血、水结，其中瘀与邪毒互结为最常见。正虚与邪实相互影响，即正虚易致邪阻，邪阻易伤正气，共同影响机体的抗病能力。这是免疫类疾病病程缠绵、治疗十分困难的原因。

因此，胡玲香老师认为，正虚邪实、气虚瘀毒互结是许多过敏性疾病基本病理病机。正邪相争贯穿于过敏性疾病的发生、发展、转归的整个过程，形成急性期以邪实为主和缓解期正邪相持、虚实夹杂的证候特点。治疗上按不同时期证候表现可采用祛邪为主，或兼顾扶正祛邪。

2. 阴阳失调

《素问·生气通天论篇》中记载："阴平阳秘，精神乃治。阴阳离决，精气乃绝。"阴与阳相互对抗、相互制约和相互排斥，以求其统一，取得阴阳的动态平衡，维持着人体在大自然中身心舒适健康。当致病因素的作用超过一定限度时，阴阳的平衡被打破。阴阳失去平衡，表现出偏盛偏衰的病理变化。过敏性疾病的特点是反复发作，阴阳的变化在其中主要表现为阴阳偏盛、阴阳偏衰、阴阳互损、阴阳转化、阴阳格拒、阴阳亡失。治疗的最终目的是重新建立稳态，维持阴阳的相对平衡。

3. 经络闭阻

人体经络气血，贵乎流通，才能使脏腑相通，阴阳交贯，内外和谐。经络闭阻不通，则气血不和，百病丛生。过敏性疾病的发生与经络闭阻有一定关系。部分疑难顽固的过敏症通过疏通经络气血，可获得良好疗效。

# 二、临床治疗经验

## （一）中医全方位辨析治疗

过敏性疾病是一类复杂的疾病，通常是多种因素相互作用而引起的。其临床表现多样，常有急性、缓解与复发的分期。因此，胡玲香老师提出，应根据患者的实际情况进行辨病论治、辨证论治、分期论治和审因论治有机融合的全方位辨析诊疗。

**1. 辨病论治**

过敏性疾病根据不同的临床表现，分属于西医学的不同疾病。在临床上，明确疾病的属性、发展和预后有助于制定更加精准的中医治疗方案。可根据病情采用以针灸为主，急性发作可以针药结合、中西医结合的方法，确保患者医疗安全。

**2. 辨证论治**

中医治疗过敏性疾病的优势在于辨证论治，在临床上可灵活应用同病异治和异病同治的方法。主要根据八纲、脏腑和经络辨证，首辨虚实。实证以风寒、湿热、痰浊和瘀血为主，虚证分气血阴阳亏虚。根据四诊收集的症状和体征表现，辨证给予恰当的治疗。

**3. 分期论治**

过敏性疾病可分为急性发作期和缓解期。急性期以祛邪为主，祛风散寒、清热化湿、健脾豁痰、活血通络，同时顾护正气。缓解期通常虚实夹杂，以扶正为主，兼顾祛邪，平衡阴阳，结合养生调摄。

**4. 审因论治**

过敏性疾病的治疗要考虑病因和体质因素，以外感起病者，着重疏风散邪；以过度劳倦、饮食失节为主者，重视调养脾胃、益气健脾；以情志失常起病者，加强疏肝理气，调畅神志。

## （二）治疗方法

**1. 治本**

（1）夹脊穴的应用：夹脊穴可通督调神、补益肝肾、填精益髓，有助于控制病情的发展。诸穴均取 45°向后正中线斜刺，施以平补平泻手法，针刺深度 0.3~0.5 寸，患者会出现轻度针刺样放电感或酸胀感，针感以患者能接受为宜。

（2）背部走罐或背俞穴闪罐：背部走罐具有攻补兼施的作用，近期为泻，远期为补。走罐部位选用督脉和膀胱经第 1、第 2 侧线。走罐前皮肤外涂万花油或凡士林，取中号罐，拔罐后以轻柔舒缓的手法沿经络循行上下游走，以背部微微潮红为度。背俞穴闪罐对调整脏腑功能的作用较强，可交替使用 12 对背俞穴。

（3）壮阳穴的应用：灸督脉穴位、灸指（趾）和灸大椎、膏肓。其中，以灸督脉的壮阳效力较强，可在后正中线大椎至腰阳关先铺上姜绒，行隔姜灸。指趾末端的井穴和十宣既可泻热，也可补阳，艾灸后气血源头阳气充盛，调动经络气血畅通。在大椎和膏肓行艾箱灸也可以取得较好的壮阳效果。

（4）针刺或温针灸重用强壮穴：常用足三里、大椎、关元、百会、命门、三阴交、脾俞、肾俞，可交替选用，避免长时间用同一穴位引起经穴疲劳。

（5）调脾胃穴的应用：对于脾胃功能失调而继发过敏性疾病者，需灵活应用调整脾胃功能的方法。① 内关、公孙：应用八脉交会穴，调整脾胃功能效应较强。② 应用子午流注针法：择时选用相应穴位。③ 神阙穴盒箱艾灸或隔姜灸。④ 选疏肝理气或清肝泻火的穴位：肝木克伐脾土，对肝郁气滞或肝火上炎者应选用太冲、行间、肝俞等。生活调摄上，少生气有助于脾胃功能恢复。

（6）针药结合：对于气血阴阳亏虚较为明显的过敏性疾病，可以针药结合，选用补气、补血、补阴、壮阳药物辨证处方加减治疗或药膳调养。

（7）辨证选穴：痰瘀阻络型可选用膈俞、丰隆；风热袭表型可选用曲池、血海；风寒束表型可选用孔最、定喘；湿热蕴结型可选用外关、天枢、阴陵泉。

2. 治标

（1）刺络拔罐：风门、肺俞刺络拔罐可祛风散寒，膈俞、胆俞刺络拔罐可活血化瘀。

（2）选用治风六穴：十四经穴中有六个带"风"字的穴位，具有良好的疏风、祛风和息风作用。针刺或穴位贴敷风池、风府、风门、翳风、风市和秉风，对于过敏性疾病急性期与风邪入侵相关的病证可以作为局部选穴和远道选穴，灵活交替使用。

（3）针药结合：对于以实证为主的过敏性疾病，急性期可以选用祛风、清热解毒、活血化瘀药物辨证施治。

# 三、医 案 举 隅

● **案** 邱某，女，46 岁。2013 年 5 月 15 日初诊。

主诉：乳癌术后 1 年，化疗后风团、瘙痒 3 个月。

现病史：患者 1 年前行乳腺癌手术，术后半年完成放化疗。化疗结束后出现荨麻疹反复发作，持续 3 个月余。其间服用抗组胺药地氯雷他定片，开始半个月发作程度减轻，其后效果欠佳，改为依巴斯汀，发作减少。服药 1 个多月后控制欠佳，发作逐渐频繁，程度加重，经常在晚上 9—10 点开始发作，瘙痒难忍，影响夜间睡眠和白天工作。经病友介绍来诊。症见：纳欠佳、体形瘦，舌暗红、苔白稍腻，脉细。

诊断：慢性荨麻疹。

辨证：气虚血瘀。

针灸处方：血海、足三里、三阴交、风池、曲池、合谷、膈俞、胆俞、百会、太冲、内关。

治疗经过：予针刺血海、足三里、三阴交、风池、曲池、合谷，膈俞、胆俞刺络拔罐，第 1 次治疗后连续两晚发作程度减轻，皮疹持续时间缩短，睡眠改善。予每周针刺治疗 2 次，4 次治疗后依巴斯汀减量至半片，发作无加重，胃纳好转。予继续针灸，其间因情绪激动后发作稍有加重，予调整针刺百会、血海、太冲、曲池、内关。针刺治疗 8 次后完全停用依巴斯汀，偶有轻度发作，睡眠较好。予每周 1 次针灸巩固治疗。共 10 次治疗后基本无发作。

**按**　本案患者是乳癌术后放化疗，耗损正气而发病。气虚为主，血瘀与湿邪互结，刺络拔罐不可多用，中效即止。后以益气养血针灸治疗为基本处方，随证结合疏肝安神，体现胡玲香教授"扶正调神"的思想，取效较捷。

（易伟民　整理）

## 参考文献

［1］胡玲香.分期针灸治疗哮喘 50 例［J］.成都中医药大学学报，1999，22（2）：30－31.

［2］朱富华，张瑞君，闫玲.中医变态反应病学［M］.西安：陕西科学技术出版社，2006.

［3］邵冬梅，王琦，王济.基于中医体质基本原理及脏腑理论浅谈过敏性疾病［J］.中华中医药杂志，2022，37（2）：665－668.

# 第十八讲

戒断综合征的辨治经验

　　戒断综合征是长期使用某种精神活性物质后，由于突然减量或停止使用，出现精神和神经症状，伴有躯体反应的一类病症。易成瘾物质包括毒品类、药物类、烟、酒等。其中，毒品对人体影响最大，戒断后反应最严重，脱毒后复吸率最高。毒品成瘾者，一旦戒断后会出现恶心呕吐、全身各处疼痛、流泪流涕、呵欠、发热、腹泻、瞳孔散大、失眠、烦躁、焦虑、疲倦，以及脉搏加快、呼吸过度、收缩压升高、体重减轻等症状，严重者甚至虚脱死亡。

　　胡玲香老师对戒断综合征的辨治，重视调理五脏六腑的功能，注重调理情志，配合运用多种治疗手段，包括电针、灸法、拔罐、耳穴等，同时注重心理疏导。这种综合治疗方法对于物质成瘾性具有较理想的疗效，其作用并非仅仅是暂时改变成瘾行为，而是持续改变这种行为，防止复发。由于成瘾并非是单纯的机体状态改变，而涉及复杂的脏器气血及心理因素和社会因素，因此在治疗时，必须注重多途径同时进行，才能收到较满意的效果。目前我国毒品戒断脱毒期由国家专门医疗机构处置治疗，有药物替代，行为疗法等方式，而中医治疗的优势在于脱毒期可迅速缓解患者痛苦症状，缓解期可整体调节患者阴阳平衡以及精神心理状态，促其尽早恢复正常，回归社会，并有效防止毒瘾复发。胡玲香老师对戒断综合征的治疗以"扶正调神"为核心，调理后天脾胃，重视气血，调和阴阳，恢复脏腑功能，醒神宁神，最终达到形与神俱安的目的。针灸不仅对戒毒后戒断症状有治疗作用，而且可用于药物依赖戒断、酒精戒断、烟瘾戒断以及青少年网瘾戒断治疗。目前针刺对戒断的机制研究尚不深入，有待今后进一步深入研究。

# 一、对病因病机的认识

　　毒品是时代的产物，在法律定义毒品之前，一般是指鸦片烟毒，我国1990年通过的《关于禁毒的决定》以法律形式界定了毒品的概念："毒品是指鸦片、海洛因、吗啡、大麻、可卡因以及国务院规定管制的其他能够使人形成瘾癖的麻醉药品和精神药品。"鸦片、吗啡等称为传统毒品；由人工化学合成，作用于人体中枢神经系统，能使人产生兴奋或抑制，持续使用能产生依赖性的，称为新型毒品。

　　有关阿片药物的记载，始于宋代《开宝本草》："罂粟子一名米囊子，一名御米，其米主治丹石发动，不下饮食，和竹沥煮作粥，食极美。"之后《医学启源》《丹溪心法》均有记载，但用药部分为罂粟壳，认为具有涩肠固喘之功用。明代李时珍将其收入《本草纲目》，并首载阿片的制作方法，对具体性味功能做了详细讨论。19 世纪随着鸦片传入我国，出现了鸦片泛滥，为防治其毒害，清代医家何其伟著《救迷良方》，重点就鸦片成瘾的机制和治疗方法进行了讨论，提出了以"忌酸丸""鹊丹"为代表的戒毒方剂，自此有了中医戒毒疗法。王燕昌《王氏医存》卷十三专门讨论了有关洋烟问题，提出戒烟先治其本的思想。

中医学认为，阿片类物质辛香、苦、酸涩、性燥而有毒，归十二经。其辛香走窜，为苦温燥剂，最能伤阴耗气，初吸时，因其辛香可泄气道，振奋精神，久则成瘾，损津耗液，损伤气血，靠鸦片提携元气，使气血运行失度，导致元气耗竭，脏腑俱损。

1. 中毒机理与脾气相求

脾在志为思，思则气结，结则不散。毒品辛香走窜使身爽神快，此快活感，让吸毒者渴求之想法而不散，当脾气虚者正好相求，成瘾机会更多。

渴求是一种强烈的内心冲动，在精神上表现为对所滥用药物的无比向往和强烈的、不可阻止的追求，驱使药物依赖者连续地或周期性地用药，以获得心理上的满足和避免精神上的不适，这是药物依赖者由于滥用药物产生的特殊欣快感和欢愉舒适的内心体验感引起的精神依赖。对有关阿片依赖者进行相关调查的 90 项因子中，其中因子二（强迫症状）、因子三（人际关系敏感）、因子四（抑郁）、因子五（焦虑）、因子六（敌对）、因子八（偏执）都与中医七情之"思"有关，脾在志为思，思则气结，结而不散，故脾气虚是容易成瘾中毒的主要病理基础。

中医学认为，脾为后天之本，气血生化之源，持续吸食毒品后容易损伤脾阳，脾阳受损，痰湿内聚，加上未排出体外的余毒，使经脉气血运行受阻，脏腑功能失衡并见痰瘀互阻、虚实寒热夹杂之证，使病机更加复杂。因此，脾的运化失司是毒品成瘾过程中重要的环节。

2. 吸入五脏，脏气俱损

阿片气味芳香走窜，何其伟认为，一吸而能入于肉筋骨髓之内，一呼而出又能达于皮毛毫发之间，故一入五脏遍身上下无处不到，观有瘾之人，烟才下咽则从颈至足，其舒畅有不可言语形容者，脏腑赖烟而后快，精神赖烟而后爽，耳目赖烟而后安。阿片类物质吸入后，必耗散正气，久之五脏之气日虚，五脏必赖烟热之温煦气机方得畅达，九窍必赖烟阳之涩方能固守，即产生药物依赖，一旦中断吸服，脉络寒润而不行，则身体诸痛，皮毛失温则寒战，腠理失涩而汗出，目失温涩而多泪，胃失和降而呕逆，脾失温养而泄泻，肝筋失温而拘急，肾失温涩而滑精，心失温养而燥乱，肺失温养而悲伤，即出现五脏之气俱损为特征的证候。其中，又根据患者体质的不同，有偏阴虚和偏阳虚的病理表现。

# 二、临床治疗经验

对毒品依赖者急性期予以脱毒治疗，缓解期予以综合调理，使其身心康复，回归社会。由于西药如美沙酮、丁丙诺啡、可乐定等药在戒断治疗中容易出现以瘾代瘾的结果，脱毒后也容易复发，故讨论戒断治疗及康复非常重要。

自20世纪70年代开展针刺戒毒以来，因其简便易行，无成瘾性，无副作用，患者不太痛苦，且见效快，费用低，故广泛应用。

1. 治疗原则

振阳固表，醒脑开窍，调补后天，安神滋阴，补泻双施。

2. 治疗方法

（1）心理治疗：嘱患者放松心情，调整心理紧张状态，坚定戒断决心，平时适当分散注意力，加强体育锻炼，增强自身抵抗力。

（2）调情志：包括十三鬼、五心穴、四关穴、鬼哭穴、膀胱经第2侧线穴位（详见"第八讲"）。

（3）补后天：重在调理脾胃，补益气血。以子午流注时辰开穴按时选取相应穴位，效果更佳；八脉交会穴之内关、公孙可补脾胃调心神；神阙穴隔盐灸可调补后天，补益气血。

（4）壮阳：十指尖端（同十宣穴）艾炷灸可疏导、宣泄气血；督脉火龙灸可运行气血，激发阳气。

（5）调理全身脏腑的作用：针刺夹脊穴，可一针调多穴多经，起到平衡阴阳、调理全身脏腑的作用。

（6）增强机体免疫功能：背部走罐为作用于背部大范围的皮肤刺激，可调理督脉、膀胱经，增强机体免疫功能。

3. 分期辨治

（1）脱毒期

1）针刺法：选用四神聪、内关、合谷、大椎、三阴交、足三里、水沟、至阳。四神聪擅长镇静息风，宁心安神，健脑益智，能振奋一身阳气，用平补平泻；内关可宁心安神、开窍，用泻法；合谷能疏风固表止痛，通调气血，用补法；大椎可疏风解毒，振阳固表，用泻法；三阴交能滋补肝、脾、肾三阴，阳病阴治，用补法；足三里培补后天，健运脾胃，强壮一身之气血，用烧山火针法；水沟能驾御神机，开窍通关醒神，用泻法；至阳调上下之气机，是毒品成瘾最敏感的部位，用泻法。

针刺能减轻毒品依赖者的戒毒症状、渴求程度、病态心理，帮助记忆力、大脑功能、脾胃功能的恢复，从而改善低下的免疫功能，多层次、多系统地对机体进行调整。

2）灸法：艾炷灸指尖，尽可能交叉灸。其作用有以下两点：一为提神醒脑，因四肢末端为阴经和阳经交会之处，有开窍醒神、交通阴阳之功；二为取其象形，因艾炷燃烧时烟雾缭绕，使人如同在体验吸烟的快感，也属于心理治疗。

3）耳针：神门、肺、肾、肝、交感。① 电针：用毫针分别刺入所选耳穴，连接电针仪，选用连续波、快频率、中等强度刺激，以患者能耐受为度，持续20分钟为宜，可每日治疗2次。6~8日为1个疗程。② 耳穴压丸：用胶布将王不留行籽贴压于相应耳穴，给予适度揉、按、捏、压，使其产生酸、麻、胀、痛等刺激感应，每日按压3~5次，隔3日换1次，两耳交替贴用。

4）中药：由于吸毒依赖者为气血津液均伤，以阳虚阳脱为主，故治以温阳固脱法，用附子、红参、吴茱萸、桂枝、白芍、酸枣仁、龙骨、牡蛎、甘草，症状重者加罂粟壳。这是根据张仲景温阳思想而设，方中附子走而不守，能通十二经、温阳，为主药，有毒，以毒攻毒。

（2）缓解期：以扶正驱毒为主，可用中药汤剂如归脾汤、八珍汤，并发感染者加清热药，可将南瓜藤煎汤代茶饮，预防复发。也可针刺四神聪、足三里等调神益智、补益气血的穴位。耳穴、艾灸、拔罐等方法均可配合使用。

# 三、医 案 举 隅

● **案** 马某，男，27岁。1993年5月18日初诊。

主诉：戒毒后全身不适1周。

现病史：患者吸食可卡因1年余，1周前被收治戒毒所脱毒治疗。现全身乏力，困倦，食欲减退，倦怠乏力，口干，大便秘结，失眠，急躁，注意力不能集中，舌质红，苔薄黄，脉弦数。

诊断：戒断综合征。

辨证：气阴两虚，心神被扰。

针灸处方：四神聪、百会、水沟、内关、足三里、三阴交、鬼哭穴；神门、肺、肾、肝、交感。

治疗经过：针刺四神聪、百会、水沟、内关、合谷、太冲、足三里、三阴交、天枢、上巨虚，留针30分钟，每日1次。针后艾炷灸鬼哭穴，每日连续灸3壮，灸后局部涂烧伤膏预防烫伤。10日为1个疗程。耳穴选用神门、肺、肾、肝、交感。用胶布将王不留行籽贴压于相应耳穴，给予适度揉、按、捏、压，使其产生酸、麻、胀、痛等刺激感应，每日按压3~5次，隔3日换1次，两耳交替贴用。治疗过程中给予患者心理引导，告知吸毒的危害，指导正确的生活方式，引导其培养健康的兴趣爱好，转移心理上对毒品的依赖。患者遵照上述方案治疗，连续治疗3个月后戒断症状基本控制，转社区康复。

**按** 本案患者因毒品成瘾，戒断后出现生理及心理上的不适，吸食毒品长期使人亢奋，损伤心阴，致虚火上亢，扰乱心神，故口干、大便秘结、失眠、急躁、注意力不能集中。戒断后心中渴求，忧思伤脾，脾气亏虚，故食欲减退，倦怠乏力。舌质红，苔薄黄，脉弦数，均为气阴两虚、心神被扰之征。治当益气养阴，安神定志。四神聪、百会、水沟、内关可开窍醒神、宁心定志，足三里、三阴交可健脾和胃、益气养阴，合谷、太冲可开通关窍、理气和血，天枢、上巨虚可通腑泄热。艾灸鬼哭穴有醒脑宁神、调理气血逆乱的作用。耳穴压丸亦可起到调理脏腑功能、宁神定志的作用。综合治疗方案以滋养气阴、宁心调神为主，可有效缓解患者戒毒后肢体倦怠、神志被扰之症，使损伤之气阴得以滋补，气血重新调达，脏腑安和，恢复健康。

（邓赛男 整理）

## 参考文献

[1] 李云鹏.我国"毒品"定义之思考［J］.中国人民公安大学学报（社会科学版），2012，28（3）：83-87.

[2] 乐凯，陈琳，马宝苗，等.治疗毒品成瘾的研究进展［J］.江汉大学学报（自然科学版），2012，40（3）：100-104.

[3] 刘志民，连智，穆悦，等.阿片依赖者精神病理症状及其与生活事件关系的调查［J］.中国药物滥用防治杂志，1999（4）：35-37.